VERGIFTETES SEIN

VERGIFTETES SEIN

FÜR EIN BESSERES VERSTÄNDNIS DER EPIGENETIK

Wie Forscher und Gelehrte helfen deine Epigenetik zu reinigen - und wie du es selbst schaffst

KURT GASSNER

My-mindguide.com

Vergiftetes Sein
Kurt Gassner

First Edition, 2022

Impressum
My-mindguide – The publishing trademarke of trendguide Capital GmbH, Klenzestr. 42a, 80469 Munich, Germany.

Reg. Nr. HRB Munich 206639, VAT 152 123 159, CEO: Kurt Friedrich Gassner
Web: www.my-mindguide.com, mail: gassner@my-mindguide.com

Paperback ISBN: 978-3-98793-996-9
Hardback ISBN: 978-3-98793-997-6

Inhaltsverzeichnis

Vorwort - Die Frage nach dem *Warum*

Stell' dir vor, du stößt auf etwas ganz und gar Lebensveränderndes. Was würdest du damit anfangen?

Für mich kann es auf diese Frage nur eine Antwort geben - man muss dieses Wissen mit der Welt da draußen teilen!

Und das auf die wirkungsvollste, direkteste und umfassendste Art und Weise überhaupt. Nutze alle Mittel und Methoden, die dir zur Verfügung stehen, um die Botschaft der Hoffnung und des Wandels zu den Menschen zu bringen. Ganz besonders zu denen, die am meisten davon profitieren werden. Du hast es auf die harte Tour herausgefunden, und das nicht ohne Grund. Mach es deinen Mitmenschen weniger beschwerlich!

Ganz ähnlich lief es auch bei meiner persönlichen Entdeckung - der *Epigenetik*. Je mehr ich in die Thematik eintauchte, desto leichter wurde es, die einzelnen Punkte miteinander zu verbinden und das große Ganze zu erkennen. Je mehr ich lernte, desto mehr verschiedene Aspekte meines Alltags, meiner Gesundheit und meines spirituellen Ichs fügten sich zusammen und bereiteten den Weg für ein Wunder, das sich ereignen sollte. Auch jetzt lerne ich unentwegt weiter. Ich lehne mich ehrfürchtig zurück und staune über die Wissenschaftler und Gelehrten. Und auch darüber, wie wir mehr und mehr über die bedeutsame Geschichte des Lebens herausfinden.

Ich habe dieses Buch verfasst, um die transformative Macht zu verbreiten, die ein gründliches und ganzheitliches Verständnis der Epigenetik für das Leben der Menschen haben kann. Unser Vermächtnis ist das, was wir in den Köpfen und Herzen anderer hinterlassen - nicht die Vermögenswerte in unserem Testament oder das Geld auf unseren Konten.

Ich hoffe inständig, dass dieses Buch es vermag, einen bleibenden Eindruck bei dir zu hinterlassen und einen Funken in deinem Herzen entflammt. Wenn dir das gelingt, dann ist gewiss, dass du und deine Nachkommen in eine glücklichere und gesündere Zukunft aufbrechen werden.

Wie wird der Lernprozess über Epigenetik dein Leben verändern?

Damit du das verstehst und dieses Buch in vollen Zügen genießen kannst, muss ich zunächst eine kleine Geschichte mit dir teilen. Keine Sorge - dabei handelt es sich nicht um meine ganze Lebensgeschichte. Ich will dich nicht mit den Erzählungen eines alten Mannes langweilen, aber habe etwas Geduld mit mir, denn für's Erste muss ich ein wenig weiter ausholen.

Wie viele Menschen in meinem Alter war auch ich von den schrecklichen Tragödien und Schrecken des Zweiten Weltkriegs betroffen. Zwar war ich weder direkt in den Krieg verwickelt (so alt bin ich nun auch nicht!), noch habe ich den Konflikt jemals aus erster Hand erleben müssen. Aber ich wurde als Sohn eines Vaters geboren, dessen ganzes Leben von seinen Erfahrungen in den Kriegsjahren beeinflusst und gelenkt wurde. Er wurde 1926 in Ried, Österreich, geboren und war damit während der Machtergreifung der Nazis und während ihrer kurzen, aber fürchterlichen Herrschaft im schulpflichtigen Alter.

Mein Vater war ein aufgeweckter Junge, mit dem Aussehen und den Genen, auf die Hitler es abgesehen hatte. Deshalb wurde er in die *Nationalpolitischen Erziehungsanstalten* (kurz: Napola) aufgenommen. Es handelte sich dabei um deutsche Elite-Internate, die zum Teil dem britischen Internatskonzept nachempfunden waren. Der Lehrplan wurde jedoch von der Schutzstaffel („SS") entworfen, jener paramilitärischen Organisation, die einen Großteil der politischen, sozialen und militärischen Ziele der NS-Führung umsetzte. Auch das Schulpersonal entstammte dieser Gruppierung.

Nelson Mandela hat einmal gesagt: „Bildung ist die mächtigste Waffe, mit man die Welt verändern kann." Leider waren sich auch die Nazis dieser Tatsache bewusst und machten die Indoktrination der deutschen Jugend zum wichtigsten Bestandteil ihrer Pläne, die Welt zu verändern - die Napola war das Epizentrum dieses Bestrebens.

Mein Vater verbrachte fünf Jahre, im Alter von 12 bis 17 Jahren, in einer Dresdner Napola-Erziehungsanstalt, wo er schnell zu einem jungen Mann heranwuchs. In dieser Zeit wurde er umfassend auf die Ideologie und die Propaganda des Naziregimes konditioniert. Diese Prägung hat ihn seither nie wieder gänzlich verlassen und blieb in seinem Wesen verankert, selbst als er sich in seinem Sterbebett befand.

Wie viele Napola-Schüler war auch mein Vater ein Kindersoldat. In den letzten Kriegsmonaten rief der verzweifelte Führer die

Reservisten im Schulalter dazu auf, bis zum letzten Mann (oder Jungen) für das Überleben des Dritten Reiches zu kämpfen. Und so kämpfte mein Vater, schlecht ausgerüstet, unzureichend trainiert und minderjährig, in der letzten Schlacht um Ungarn (SS-Totenkopf) und wurde dabei verwundet.

Trotz all dieser fürchterlichen Umstände wurde mein Vater dennoch ein Familienmensch. Er lernte eine Frau kennen, verliebte sich und zeugte Kinder. Es stimmt, was man sagt... unsere Väter sind unsere ersten Lehrer und unsere ersten Helden. Wir eifern ihnen nach, noch bevor wir uns unserer selbst bewusst werden. Wie die meisten heranwachsenden Jungen bewunderte ich meinen Vater, respektierte ihn, hörte auf seine Meinung und versuchte, es ihm gleichzutun. Ich übernahm seine Ansichten über die rassische Überlegenheit der Arier, die Hierarchie der Rassen, wie auch über die große jüdische Verschwörung, deren vermeintliches Ziel es war, die europäische Zivilisation zu zerstören. Doch nicht nur das, auch die Bemühungen früherer deutscher Generationen, die sich gegen das Judentum richteten, betrachtete ich durch eine ziemlich rosarote Brille. Diese Ansichten bildeten das Substrat meiner Überzeugungen und meiner gesamten Weltanschauung. Es war einfach der Nährboden, der meinem jungen Geist geboten wurde. Ich wurde von meinen Eltern geprägt (wie wir alle), und ich schäme mich nicht, das zuzugeben. Ich kann aber auch erkennen, dass mein Leben einfacher und reibungsloser verlaufen wäre, wenn man mir andere Glaubenssätze vermittelt hätte.

Nach allen herkömmlichen Maßstäben und ohne eigenes Verschulden entwickelte ich mich also zu einem rassistischen Kind mit Überzeugungen, die in dunklen Verschwörungstheorien wurzelten. Der Stress und das Gift, welches solch eine Beklemmung in die Psyche und den Körper injiziert, breiteten sich so auch in mir aus. Eine ganze Reihe von negativen Denkmustern, die später zu negativen Gewohnheiten werden sollten (welche unsere Gene schädigen können), waren nun fest etabliert.

Unsere Väter mögen eine Zeit lang unsere Superhelden sein, aber einer der wichtigsten Momente der Selbstentwicklung in der Kinder- und Jugendpsychologie ist das Erleben und Verstehen des Versagens, bzw. der Fehlbarkeit unserer Eltern. Das ist so etwas wie der Tod eines für unsterblich gehaltenen elterlichen Gottes, der uns dazu bringt, die Welt aus einem völlig neuen Blickwinkel zu betrachten. Als ich 15 Jahre alt wurde und mehr Zeit in der Schule mit dem Studium von Geschichte und Wissenschaft verbracht hatte, begann ich, die Ansichten meines Vaters in Frage zu stellen und seine Überzeugungen zu hinterfragen. Im Alter von 21 Jahren begann ich dann zu reisen - zuerst durch Europa, dann durch die ganze Welt. In der Bibel fielen dem Apostel Paulus unterwegs die Schuppen der Vorurteile von den Augen, und so war es auch bei mir...

Ich verbrachte Zeit in Afrika, wo ich verstand, dass nicht die Genetik die Ursache dafür ist, dass die Menschen in Afrika keinen Wohlstand oder Erfolg haben, sondern strukturelle, historische und politische Gründe, von denen viele - aber nicht alle - auf die Nachwirkungen der europäischen Kolonialherrschaft diesem Kontinent zurückzuführen sind.

Ich bereiste auch Amerika und arbeitete im Alter von 28 Jahren als Creative Director in New York. Dort wohnte ich mehrere Wochen bei einer jüdischen Familie, die mir bewusst machte, dass jüdische Menschen genauso liebevoll, intelligent, großzügig, anmutig und wohlwollend sind wie wir anderen - und in diesem speziellen Fall sogar noch weit darüber hinaus. Diese Reisen und die damit verbundenen Erfahrungen bedeuteten die allmähliche Erosion meiner frühen Konditionierung, die mein Vater mir einst mit auf den Weg gegeben hatte. Die Erfahrungen in der Ferne trugen wesentlich dazu bei, dass ich mein rassistisches und toxisches Erbe ablegen konnte. Diesen Weg aus der Dunkelheit ins Licht gefunden und beschritten zu haben, verlieh mir ein Gefühl tiefer Erfüllung.

Das Leben ging weiter, ich machte Karriere, gründete und verkaufte Unternehmen, lernte die Liebe meines Lebens kennen und gründete schließlich meine eigene Familie. Doch auch im Zuge dessen schlichen sich bei bestimmten Szenen meine väterlichen Vorurteile wieder in meinen Hinterkopf. Natürlich schenkte ich derartigen Stimmen in meinem Kopf kaum länger als einen Moment Aufmerksamkeit und verdrängte diese wieder - dank all der positiven Beispiele und Argumente aus meinem Leben. Und trotzdem: ein winziges Echo blieb zurück - eine Art psychokultureller Kater meines Vaters, der noch immer nicht gänzlich überwunden war.

Kannst du jemals auf vollkommene Heilung hoffen?
Könntest du jemals dein kulturelles und genetisches Erbe hinter dir lassen?

Ja!

Covid-19 war eine Abrechnung für uns alle. Auf Gedeih und Verderb bot diese Phase uns die Gelegenheit, mit alten Gewohnheitsmustern zu brechen. Es war die Chance, einen neuen Kurs einzuschlagen, ob als Einzelner, als Familie, als Land oder für die Welt. In den Jahren zuvor hatte ich meinen

Teilruhestand genossen und war mit meiner Frau ausgiebig umhergereist. Ich suchte - und fand (größtenteils) - Erfüllung in der weiten Welt da draußen. Ich sah zahllose Länder und traf unzählige Menschen, um jeden Tropfen Erfahrung aus der Frucht des Lebens zu pressen. Als Covid-19 aufkam, musste ich, wie jeder andere auch, meine Entdeckungstouren jäh unterbrechen. Doch was nun kam, war bedeutend wertvoller und lohnender. Ich konzentrierte mich nicht mehr länger auf das Äußere, sondern auf das Innere - ich drang in das innere Selbst vor und ließ äußere Einflüsse beiseite.

An einem 19. November erlebte ich ein Treffen mit jemandem, der mir die Tür zur Epigenetik öffnete. Ich traf Professor Dr.Dr. Johannes Huber, einen führenden Arzt und inspirierenden Denker in Österreich. Ich lernte den Mann kennen, der auch als „Hormonpapst" bezeichnet wird und führend in der Endokrinologie und Frauenmedizin ist. Und er war obendrein ein Experte auf dem sich entwickelnden Gebiet der Epigenetik. Wir führten tiefe Gespräche, in denen ich versuchte, so viele Informationen wie möglich aufzusaugen, damit ich seine Konzepte später auf meine eigenen Überlegungen anwenden könnte. Während wir über meine Vergangenheit und seine Forschung sprachen, kam es mir so vor, als wäre mein Leben ein Puzzle, das nun stückweise komplettiert wurde.

Er legte mir eine bestimmte Lektüre ans Herz, die mich sofort in meine Kindheit zurückversetzte - und damit die Gefühle hinter den toxischen Glaubenssätzen weckte, die ich einst von meinem Vater übernommen hatte. Es war fast so, als ob mein Herz und mein Kopf zu einer Einheit wurden, während die Bedeutung dieser Lektüre in meine Psyche vordrang. Die Forschungsarbeit stammte vom New Yorker Mount Sinai

Krankenhaus, wo eine Studie schlagkräftige Beweise dafür lieferte, dass die Gene der Kinder von Holocaust-Opfern Merkmale aufweisen, welche die Wahrscheinlichkeit von Stress und Persönlichkeitsstörungen erhöhen.

An Beweisen dafür, wie Rassismus und Fremdenfeindlichkeit zu Unterdrückung und Gewaltanwendung führen können, mangelt es wahrlich nicht. Es ist auch offensichtlich, dass rassistische Überzeugungen von Generation zu Generation weitergegeben werden, da Eltern dazu neigen, bestimmte Überzeugungen an ihre Nachkommen weiterzugeben. So gesehen war da eigentlich keinerlei genetischer Zusammenhang zu erkennen. Und doch war dieser nun nicht länger zu leugnen! Die neueste wissenschaftliche Forschung zeigte, wie diese toxischen Überzeugungen durch Stress und Trauma über Generationen hinweg genetisch veranlagt werden können, um über viele Jahre hinweg Angst und Schmerz zu bereiten. Auch wenn die Gewalt nur in eine Richtung geht, wird jeder bei diesem Prozess zum Opfer - sowohl der Geschädigte als auch der Täter. Ich trug zwar nicht das Trauma des Holocausts in meinem Epigenom, aber ich hatte hasserfüllte Gedankengänge in meiner Psyche verankert, die ein ähnliches Potenzial hatten, mir und meinen Mitmenschen zu schaden. Die wertvollen Lektionen, die ich auf Reisen und in meinem generellen Leben gelernt hatte, reichten zwar aus, um meine Meinung zu diesen Themen zu ändern, doch sie genügten nicht, um mich vollumfänglich von diesem Gift der Vergangenheit loszusagen.

Professor Huber entfachte ein Feuer in mir. Gleichzeitig wirkte die freie Zeit, welche die Pandemie mir ermöglichte, um dieses Thema zu erforschen, wie ein zusätzlicher Brandbeschleuniger. Mein Horizont weitete sich, während die allgegenwärtigen Einschränkungen anderes verengten.

In genau dieser Phase ließ mich auf eine ganze Reihe verschiedener Praktiken und Heilmethoden ein. Ich stürzte mich in intensive Lehrer-Ausbildungen in den Bereichen Yoga- Meditation und Hypnotherapie - genug, um von einem Anfänger zu einem selbstbewusst praktizierenden Lehrer in diesen Bereichen aufzusteigen. Als Teil meiner Ausbildungen vereinbarte ich daheim sogar ein Schweigegelübde mit meiner Tochter. Die Tage der Stille und Besinnung wirkten auf mich wie zehn Jahre des Lernens. Während sich meine Praktiken und Fähigkeiten stetig intensivierten, beschleunigte sich gleichzeitig meine Selbstheilung. Ich lernte, meinen Geist zu beruhigen, diesen mit meinem Körper im Einklang zu bewegen und meine psychologischen Ketten abzulegen.

Die hypnotherapeutische Reise in mein Innerstes konfrontierte mich direkt mit den Konditionierungen meiner Kindheit. All diese hasserfüllten Prägungen konnten während der Sitzungen endlich zugänglich gemacht werden. Im Zuge der neuen Gelassenheit konnten so die tief manifestierten Schichten des Hasses entfernt, untersucht und ein für allemal verbannt werden. Ich programmierte mich und mein gesamtes Mindset auf das um, woran ich als Individuum wirklich glaube, statt dem nachzuhängen, was mein Vater mich einst zu glauben gelehrt hatte. Meine Meditationspraktiken arbeiteten Hand in Hand mit der Hypnotherapie, wodurch sich meine Psyche in Frieden und Ruhe in ihre neue, liebevollere Form weiterentwickeln konnte. Die schrecklichen Gedanken und heimtückischen Instinkte waren nun verschwunden. Sie waren von meiner Psyche und wahrscheinlich auch von meinem Epigenom abgefallen. Ich fühlte mich mental entschlackt und stark wie nie in meiner neu gewonnenen Fähigkeit, selbstbestimmt zu handeln, losgelöst vom Erbe meines Vaters. Ich fühlte mich frei!

Die Saat der Veränderung war in meinem Geist gesät worden, aber die praktische Implementierung fand während dieser Heilungsphasen und während der Änderung meines Lebensstils statt. Ich hatte den Forschern Glauben geschenkt und von den Praktiken der Gelehrten gelernt. Nun war ich bereit, meine Gene zu reinigen.

Die alles in den Schatten stellende Erkenntnis dieses Prozesses war, dass ich den generationenübergreifenden Hass auslöschen konnte, der mich mein ganzes Leben lang verfolgt hatte, doch das war bei weitem nicht die einzige Verbesserung, die ich erfuhr. Ich hatte mehr Energie, und das sowohl körperlich als auch geistig. Auch meine Konzentrationsfähigkeit und meine Laune verbesserten sich, und chronische Schmerzen und Probleme, die sich mit fortschreitendem Alter eingestellt hatten, begannen sich zurückzuziehen.

Als wir wieder mit anderen Menschen zusammenkamen, bemerkten diese oft meine neue Vitalität. Mit meinem neuen Mindset und meinen neu erlernten Praktiken war ich nun auch in der Lage, das Leben meiner Mitmenschen zu verbessern und ihnen dabei zu helfen, ihre Dämonen zu besiegen, statt nur auf mein eigenes Leben fixiert zu sein. Mir wurde bewusst, dass dies alles nur möglich war, weil ich die Wurzeln meiner Probleme - die in meiner Kindheit und meinem Epigenom lagen - systematisch und wissenschaftlich verstanden hatte. Nun hatte ich die Mittel, um mit einer Kombination aus modernster Wissenschaft und traditionellem Wissen das Übel auf eine Art und Weise zu beseitigen, die ich vorher nicht einmal in Erwägung gezogen hatte.

Das Schönste an diesem ganzen Prozess war vielleicht, dass ich diese Reise der Selbstheilung mit meiner Tochter teilen konnte. Wir studierten die Epigenetik, meditierten gemeinsam, verglichen unsere Notizen, teilten besondere Momente und widmeten uns dem Positiven - Pratiken, von denen ich weiß, dass sie noch lange nach meinem Tod fortbestehen werden. Dies ist mein direktes Vermächtnis. Mein kulturelles, lebensstilbezogenes und epigenetisches Erbe an meine Kinder ist völlig anders und weitaus aufgeklärter als das, was man mir einst mit auf meinen Lebensweg gegeben hatte. So entwickeln wir uns als Menschen weiter. Wir hinterlassen unseren Kindern eine bessere Welt, als die, die wir einst vorfanden.

Doch was nützt es, dieses Wissen nur mit meinen eigenen Kindern zu teilen, wenn diese und und auch meine Enkel in einer Welt leben müssen, in der die Kraft der Epigenetik verborgen bleibt? Eine Welt, in der all dieses positive Potenzial ungenutzt verschwendet wird? Was nützt es, wenn unsere Enkelkinder in einer Welt aufwachsen, in der noch immer Umweltgifte in unserer Luft, unserem Wasser und unserer Nahrung vorhanden sind, in der die Toxizität von psychischem Stress verkannt wird und in der sich unser Epigenom zusammen mit unserem Klima negativ verändert? Wir brauchen frische Perspektiven für unser Leben und neue Wege, um altes Wissen wiederzuentdecken! Das Wissen, das wir freilegen, müssen wir unverzüglich und entschlossen mit den Menschen teilen, damit es allen zugute kommt.

Und so kehren wir zu dem Grund zurück, warum ich dieses Buch geschrieben habe, zurück zu unserem Ausgangspunkt und damit zum eigentlichen Anfang dieses Buches...

Teil Eins

Die Wissenschaft der Epigenetik

Epigenetics

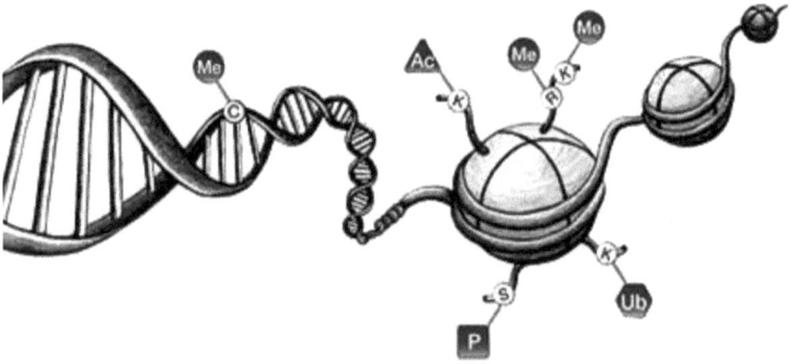

My-mindguide.com

Einführung - Genetik & Epigenetik - Worin besteht der Unterschied und warum ist er von Bedeutung?

Was hat das erste Buch Mose mit der Genetik zu tun?

Nun, *Genesis* und *Genetik* haben eindeutig eine gemeinsame Wurzel. Wie bei den meisten westlichen wissenschaftlichen Begriffen müssen wir das Altgriechische genauer betrachten. Genetik kommt von γενετικός oder genetikos, was so viel wie generativ bedeutet. Dieser Begriff ging vermutlich ursprünglich aus γένεσις oder auch *Genesis* hervor, was so viel wie *Ursprung* bedeutet.

Im biblischen Werk allen Ursprungs hatte Gott sechs Tage Zeit, in denen er das Licht, die Welt, ihre Meere und Berge sowie alle Lebewesen, einschließlich des Menschen, schuf. Von Darwin bis zur DNA haben wir diese sechs Tage auf Millionen - wenn nicht Milliarden - von Jahren geologischer Entstehung und biologischer Evolution ausgedehnt. Durch unser Studium der Genetik haben wir die letzten beiden symbolischen Tage in Genesis 1, in denen Gott alle Lebewesen schuf, genauer ergründet.

Die wissenschaftliche Disziplin, die wir am engsten mit Gott - und dem Leben selbst - verbunden haben, ist die Genetik. Sie erforscht unsere Ursprünge als Individuen, als Populationen, als Spezies und als kohlenstoffbasierte Lebensformen.

Solche tiefgreifenden Verbindungen und Beziehungen zwischen Genetik, Leben, Wissenschaft und Spiritualität lassen sich leicht nachvollziehen und wurden auch in jüngster Zeit häufig hergestellt, insbesondere im Zusammenhang mit der erfolgreichen Sequenzierung des menschlichen Genoms, die im April 2003 abgeschlossen wurde. Man schaue sich nur einmal die Zitate von Francis Collins an, der das Humangenomprojekt geleitet hat: „Der Gott der Bibel ist auch der Gott des Genoms. Er kann in der Kathedrale oder auch im Inneren eines Labors angebetet werden."

Bill Clinton, der Präsident der Vereinigten Staaten während eines Großteils der Forschungsarbeiten, sagte: „Wir lernen die Sprache, in der Gott das Leben geschaffen hat."

Jetzt verstehst du vielleicht, warum die Menschen das Humangenomprojekt als einen monumentalen und grundlegenden Sprung im Verständnis der Menschheit als Ganzes betrachten. Wir lernten die Sprache der Götter zu verstehen - die Sprache des Lebens selbst. Was es bedeutet, diese Sprache zu lernen und vielleicht sogar, diese zu sprechen oder zu verschlüsseln, wurde auch von anderen bedeutenden Persönlichkeiten unserer Zeit erkannt. Bill Gates sagte, was die Menschen mit diesem neuen Wissen erreichen könnten: „Irgendwann werden wir in der Lage sein, das menschliche Genom zu sequenzieren und so nachzubilden, wie die Natur die Intelligenz in einem kohlenstoffbasierten System geschaffen hat."

Viele hatten die Genetik mit Gott gleichgesetzt, denn beides verband ähnliche Eigenschaften - Allmacht, Allwissenheit und Allgegenwart. Gene und DNA waren überall in allen Lebensformen vorhanden. Man verstand sie auch als allwissend in dem Sinne, dass wir alles über eine Lebensform wissen könnten, wenn wir sie zu lesen wüssten. Und sie wären allmächtig, da die Gene die totale Macht über die Zukunft einer Lebensform hätten. Diese Erkenntnisse und Ideen bergen in der Tat fantastisches Potenzial.

Obwohl dies großartige Ideen sind, tauchen zwei Probleme auf. Zum Einen ist das zentrale Konzept dieses Buches nicht die Genetik. Zum Anderen sind Gene zwar allgegenwärtig, aber die DNA (oder vielleicht die RNA) ist in jedem Organismus auf der Erde zu finden. Sie sind jedoch *weder* allwissend *noch* allmächtig, wie oben beschrieben, denn es spielen noch andere Faktoren eine Rolle.

Die gute Nachricht ist, dass sich dieses Buch auf genau diese anderen Faktoren konzentriert - also auf die zusätzlichen Teile der Gleichung des Lebens, die über die Genetik hinausgehen. Wir konzentrieren uns auf das, was dich und deine Entwicklung jenseits der Gene wirklich ausmacht: die Epigenetik!

Es ist an der Zeit, zu den Ursprungsbegriffen und der Etymologie zurückzukehren. Wir wissen bereits, dass „Genetik" von „Genesis" kommt, was „Ursprung" bedeutet. Die griechische Vorsilbe „Epi - ἐπι" bedeutet *jenseits*, *über* oder *zusätzlich*. Das Wort Epigenetik in seiner Gesamtheit kann also als das übersetzt werden, was jenseits der ursprünglichen Teile liegt. Dieses Buch wird deshalb die wahre und tiefere Bedeutung dieses Begriffes sowie dessen Auswirkungen auf die Menschheit darlegen.

In den zwei Jahrzehnten seit der Sequenzierung des menschlichen Genoms ist uns klar geworden, dass die „Reste" in der Gleichung des Lebens viel wichtiger sind, als wir zunächst angenommen hatten. Die Epigenetik, d. h. die Ausprägung unserer Gene unter Berücksichtigung der Umwelteinflüsse, wird von etlichen Wissenschaftlern als für annähernd 50 % der Ereignisse des Lebens verantwortlich bewertet.

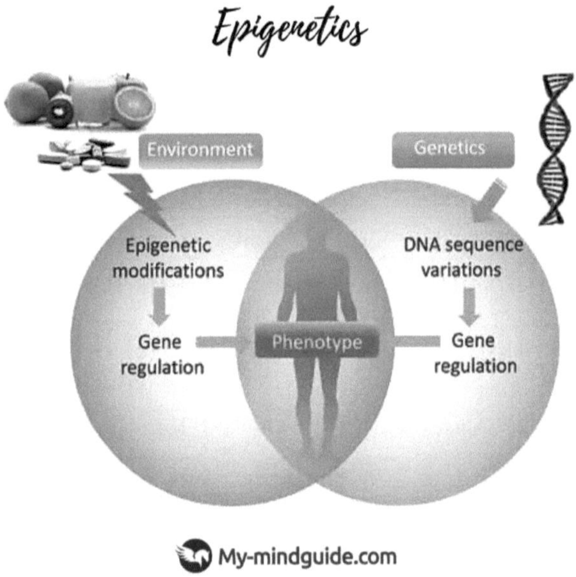

Es gibt zwei wichtige Punkte, die wir hier zusammenfassen und betonen sollten.

Erstens: Wenn etwas wahrscheinlich für bis zu 50 % des Endergebnisses eines Prozesses verantwortlich ist, lohnt es sich wohl, dem Aufmerksamkeit zu schenken.

Zweitens: Unsere Gensequenzen - unsere DNA - sind festgelegt. Sie sind durch das Spermium und die Eizelle definiert, die sich trafen und miteinander vereinten, um unsere Zygote, unsere Urzelle, zu bilden. Dies ist ein geschriebener Code, der (abgesehen von möglichen zukünftigen Gentechnologien wie CRISPR) nicht verändert werden kann - ob wir wollen oder nicht. Doch das gilt nicht für die Epigenetik. Das Umfeld, das die Ausprägung unserer Gene beeinflusst, liegt allein in unserer Macht, zum Guten wie zum Schlechten, was wiederum den Verlauf unseres Lebens beeinflusst.

Deshalb steht die Epigenetik im Mittelpunkt dieses Buches, denn sie zu verstehen und ihre Mechanismen zu nutzen, ermöglicht es, dass, wie Winston Churchill es ausdrückte, „wir immer noch Herren unseres Schicksals sind. Wir sind immer noch Kapitäne unserer Seele."

Bevor wir nun zu sehr in die Wissenschaft und ihre Entwicklung im letzten Jahrhundert eintauchen, können ein paar erklärende Metaphern helfen, Licht ins Dunkel zu bringen. Metaphern sind in der Wissenschaft weit verbreitet, und je komplexer oder innovativer die Wissenschaft ist, desto größer ist der Bedarf an nachvollziehbaren Beispielen darüber. Meine Lieblingsmetaphern für den Unterschied zwischen Genetik und Epigenetik sind Theater und Bibliotheken.

Fangen wir mit dem Theater an. Jedes Theaterstück folgt einem Drehbuch - eine Reihe von Wörtern, welche die Schauspieler in einer bestimmten Reihenfolge aufsagen. Nehmen wir Shakespeares Hamlet als Beispiel und konzentrieren uns auf ein bestimmtes Zitat über den Menschen und dessen Platz in der Welt:

„Was für ein Wunderwerk ist der Mensch! Wie edel durch die Vernunft! Wie unbegrenzt in seinen Fähigkeiten! An Gestalt und Bewegungskraft, wie vollendet und bewundernswürdig! Im Wirken wie ähnlich einem Engel! Im Denken wie ähnlich einem

Gott! Die schönste Zier der Schöpfung! Das vollkommenste aller sichtbaren Wesen! Und doch, was ist in meinen Augen diese Quintessenz von Staub?"

Hamlet spricht diese Worte der zweiten Szene von Akt 2. Es gibt keine Abweichungen. Unsere Genetik ist dieselbe. Bei allen Aufführungen unserer Zellen und bei allen neuen Versionen in unserem Körper werden diese Codezeilen immer wieder reproduziert. Interessanterweise kann es ein paar Mal vorkommen, dass der Schauspieler die Worte verhaspelt, eine Zeile verwechselt oder vielleicht vergisst. Das ist der Punkt, an dem Mutationen und potenzielle Probleme, wie Krebsgeschwüre, auftreten können.

Wenn der Schauspieler diese Zeilen vorträgt, kann er sie in den Himmel schreien oder sie verzweifelt mit dem Blick nach unten flüstern. Er kann dem Publikum gar in die Augen schauen und sie mit einem wissenden Augenzwinkern vortragen. Er könnte als skandinavischer Prinz im späten Mittelalter, als Cowboy im Wilden Westen oder sogar als Raumfahrer verkleidet sein. In einer reinen Frauenproduktion könnte er sogar eine „Sie" sein.

Die Theatergruppe trifft diese Entscheidungen zusammen mit dem Regisseur, den Darstellern und den Bühnen- und Kostümbildnern. Es werden die gleichen Worte gesprochen, aber sie können auf eine Million verschiedene Arten ausgedrückt werden, die alle dazu führen, dass das Publikum ein voneinander abweichendes Gefühl hat, sobald der Vorhang sich schließt. Unsere Epigenetik funktioniert ganz ähnlich, da das Drehbuch durch bedingte und umweltbedingte Faktoren verändert werden kann. Es ist wichtig zu verstehen, dass wir zwar alle unser Drehbuch bekommen haben, aber glücklicherweise liegt es in unserer Hand, *wie* wir dieses Drehbuch vortragen. Ein einfaches Beispiel ist die Erziehung eines Kindes durch dessen Eltern. Sie treffen Entscheidungen, die bestimmen, wann und wo das Stück spielt, wie der Text gesprochen wird und wie das Publikum (also das Kind) das Stück interpretiert und empfindet.

Nun ist dir klar, warum Genetik allein das Puzzle nicht komplettieren kann. Du kannst Shakespeare nicht allein anhand des Drehbuchs verstehen - du musst von realen Aufführungen lernen und das Stück auch selbst aufführen, wenn du ein tieferes und authentischeres Verständnis für das Werk als Ganzes erlangen willst.

Ein Theaterdrama findet nicht auf dem Papier statt. Wie der große Barde höchstselbst sagte: „Die ganze Welt ist eine Bühne". Bezogen auf diese Metapher der Epigenetik sollte er mehr Recht behalten, als er jemals vermutet hätte.

Epigenetics

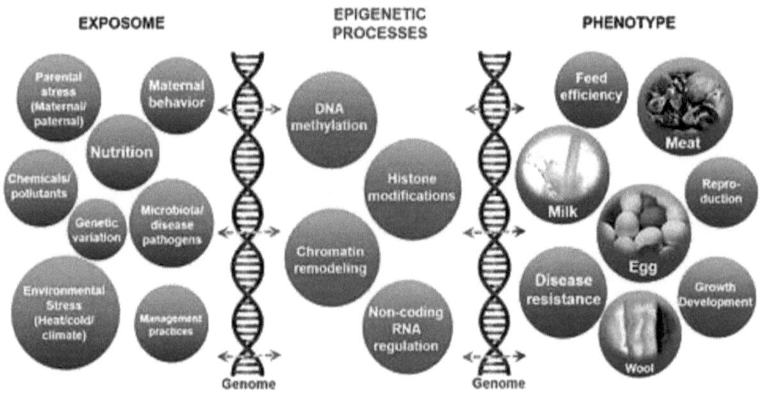

My-mindguide.com

1.1

Eine kleiner Abstecher durch die Thematik der Genetik - was wir gelernt haben

Bevor wir die Epigenetik wirklich verstehen können, ist es erforderlich, zunächst die Genetik gründlich zu erforschen. Denn um etwas über das zu erfahren, was *jenseits von X* liegt, müssen wir über *X* selbst Bescheid wissen.

Bitte beachte, dass dies nur ein rudimentärer Einblick und keineswegs eine vollständige Abhandlung der Thematik sein kann, denn die Genetik ist nicht das Kernthema dieses Buches. Zudem gibt es weitaus qualifiziertere Leute, die die Entwicklung der Studie ausführlicher erläutern könnten als ich. Doch du bekommst immerhin einen Eindruck von den Anstrengungen, die die Menschen in den letzten zwei Jahrhunderten in der Hoffnung unternommen haben, mehr über die Genetik zu entschlüsseln.

Imre Festetics, ein ehrenwerter ungarischer Wissenschaftler, war der erste, der einst den Begriff Genetik prägte. Im Jahr 1819 veröffentlichte er *„Die genetischen Gesetze der Natur"*. Die vier wichtigsten Gesetze, die er in diesem Buch beschrieb, sind folgende:

1. Gesunde Pflanzen und robuste Tiere sind in der Lage, sich fortzupflanzen und ihre spezifischen Eigenschaften zu vererben. → *Gesunde Organismen geben ihre Eigenschaften an ihre Kinder weiter und erhalten diese zuvor von ihren Eltern.*

2. Eigenschaften der Großeltern, die sich von denen der unmittelbaren Nachkommen unterscheiden, können in späteren Generationen wieder auftauchen. → *Merkmale können demzufolge eine Generation überspringen, oder auch zwei.*

3. Tiere mit erwünschten Merkmalen, die über viele Generationen vererbt wurden, können mitunter Nachkommen mit davon abweichenden Merkmalen haben. Solche Nachkommen sind Ausbildungen der Natur und eignen sich nicht für die Weitergabe ihrer Gene, wenn sofern Ziel die Vererbung bestimmter Merkmale ist. → *Mutationen können auftreten, die Kinder verfügen dann über von ihren Eltern abweichende Merkmale.*

4. Eine Voraussetzung für die erfolgreiche Anwendung von Inzucht ist die sorgfältige Auswahl der Zuchttiere. → *'Gute' Gene können zu 'guten' Merkmalen führen.*

Hier sehen wir also die Eingangspforte des (noch im Bau befindlichen) Wolkenkratzers des modernen genetischen Wissens. Als Nächstes haben wir Gregor Mendel, auch bekannt als der „Vater der modernen Genetik". Mendel war ein vielseitiger Mönch, der in Mähren, in der heutigen Tschechischen Republik, lebte. Er war Meteorologe, Mathematiker und, in diesem Kontext für uns besonders relevant, auch ein Biologe.

Mendel war ein Mann der Pflanzen - genauer gesagt der Hülsenfrüchte. Er züchtete, kreuzte und untersuchte die verschiedenen Ausprägungen dieser Pflanzen aus dem Blickwinkel eines Mathematikers und berücksichtigte dabei die Bedeutung der Wahrscheinlichkeiten für seine Ergebnisse. Sein Hauptwerk, die *„Verhandlungen des naturforschenden Vereines in Brünn"*, stellte er 1866 der naturhistorischen Gesellschaft in Brünn vor. Drei Entdeckungen, die später als Gesetze bezeichnet wurden, gingen aus diesem Papier hervor:

1. Das Gesetz der Segregation: Jedes vererbte Merkmal wird durch ein Gen Paar definiert. Die elterlichen Gene werden zufällig auf die Geschlechtszellen verteilt, so dass die Geschlechtszellen nur ein Gen des Paares beinhalten. Daher erben die Nachkommen ein genetisches Allel von jedem Elternteil, sobald sich die Geschlechtszellen bei der Befruchtung vereinigen. → *Ein Kind erhält von jedem Elternteil die Hälfte eines kompletten Gensatzes und bildet somit ein Paar.*

2. Das Gesetz der unabhängigen Sortierung: Die Gene für verschiedene Merkmale werden getrennt voneinander sortiert, damit die Vererbung eines Merkmals nicht von der Vererbung eines anderen abhängt. Erhält man ein Allel, also ein „halbes Gen", von einem Elternteil, wird es nicht mehr oder weniger wahrscheinlich, ein anderes „halbes Gen" zu erhalten.

3. Das Gesetz der Dominanz: Ein Organismus mit alternativen Ausprägungen eines Gens wird die dominantere Form entwickeln. → *Einige Gene dominieren die Ausprägung der anderen, wenn sie in einem Paar vorhanden sind.*

Für diese Erkenntnisse, die man als einen Quantensprung für die gesamte Menschheit bei der Entschlüsselung der Sprache Gottes ansehen könnte, gab es seinerzeit nicht mehr als ein paar Schlagzeilen in der Lokalpresse. Für die Welt war dies damals kaum mehr als ein Artikel über die Details der Pflanzenzucht.

In den folgenden 35 Jahren fuhr Mendel fort, seine Erkenntnisse zu predigen und seine Pflanzen zu züchten, bis er 1884 starb. Auch wenn niemand sonst die Bedeutung verstand, er tat es: „Meine Zeit wird kommen", soll er einem Freund gesagt haben.

Es gibt zwei Haupttheorien für menschliche Entdeckungen und Erfindungen. Zum Einen die Heldentheorie, bei der ein großes Genie mit brillanter Ein- und Weitsicht im Alleingang die Grenzen des menschlichen Wissens vorantreibt. Zum Anderen die Theorie der Mehrfachentdeckungen, nach der eine Entdeckung oder Erfindung einen umfangreichen Mix von Voraussetzungen, früheren Entdeckungen und Denkweisen erfordert. Die Anfänge der Genetik sind eine Fallstudie für beide Theorien.

Auf der einen Seite haben wir den einsamen Helden Gregor Mendel, der 1865 mit seiner wissenschaftlichen Forschung (fast) allein war und die wahrscheinlichkeitstheoretischen Mechanismen entdeckte, die der Vererbung evolutionärer Merkmale zugrunde liegen. Doch im Folgenden wurden wir auch Zeuge der mehrfachen (Wieder-)Entdeckung seiner Arbeit - ein geradezu perfektes Beispiel für die Alternativhypothese.

Innerhalb von nur zwei Monaten, im Jahr 1900, duplizierten der Niederländer Hugo de Vries, der Deutsche Carl Correns und der Österreicher Erich von Tschermak (mehr oder weniger unabhängig voneinander) die Forschungen und Schriften von Gregor Mendel. Als sie Mendels frühere Arbeiten lasen, verstanden sie, wie er als Erster zu diesem Wissen gelangt war, und schrieben ihm die eigentliche Entdeckung zu. Die Zeit für die Anerkennung von Mendels Genialität war nun endlich reif, und das Studium der Genetik konnte beginnen.

Ein paar Jahre zuvor war ein weiterer, seinerzeit unterschätzter, Durchbruch gelungen. Der Schweizer Chemiker Johann Friedrich Miescher hatte eine eigenartige Proteinsubstanz entdeckt, die sich aus den Zellen löste, wenn eine Säure zugegeben wurde. Er nannte diese Substanz *Nuklein*, woher auch der Begriff Nukleinsäure und Nucleus/Kern, in dem die DNA in einer Zelle zugrunde liegt, stammt. In den nächsten 40 Jahren untersuchten die Wissenschaftler dieses Nuklein immer genauer und entdeckten dabei mehr über die Rolle des Zellkerns bei der Fortpflanzung der Zellen - und auch darüber, dass im Zytoplasma (dem Rest einer Zelle) genetische Informationen (heute als RNA bekannt) verborgen liegen.

1944 wurde das *Transformationsprinzip* (heute als DNA bekannt) im Avery-MacLeod-McCarty-Experiment aus dem Zellkern als primäre genetische Information erstmalig isoliert. Innerhalb einer Spanne von etwa hundert Jahren hatten wir also die Entstehung einer Zelle verstanden, in die Zelle hineingeschaut, den Zellkern gefunden, in den Zellkern geschaut und schließlich die DNA offenbart. Schließlich, im Jahr 1953, folgte eine weitere Entdeckung, die für Furore sorgte. James Watson, Francis Crick und Rosalind Franklin entdeckten die Struktur der DNA in Form der Doppelhelix.

Nun begann die Epoche der schrittweisen und intensiven wissenschaftlichen Entdeckungen in diesem Bereich. In dieser Zeit erforschten mehrere Forscherteams auf der ganzen Welt verschiedene Aspekte der Genetik auf unterschiedliche Weise und berichteten einander über ihre Ergebnisse, dank verbesserter wissenschaftlicher Überprüfungs- und Kommunikationspraktiken. Die Entdeckungen erfolgten insofern schrittweise, als sie ständig auf Erkenntnissen anderer Entdeckungen beruhten. Diese sind eher als Evolution, denn als Revolution der Genforschung zu kategorisieren. Dennoch folgten weiterhin wissenschaftliche Ereignisse, die für Schlagzeilen sorgten, etwa die Folgenden:

1972 waren Walter Fiers und sein Team an der Universität Gent die ersten, die die Sequenz eines Gens bestimmten. 1977 sequenzierten Fred Sanger, Walter Gilbert und Allan Maxam das gesamte Genom eines Bakteriums. Und 1982 kam es zu einer der ersten kommerziellen Nutzbarmachungen der Genetik: Die FDA genehmigte die Freigabe und Verwendung des ersten gentechnisch hergestellten menschlichen Insulins, das Diabetikern auf der ganzen Welt hilft, eine lebenswichtige Behandlung zu erhalten. Da Typ-2-Diabetes aufgrund der zunehmend verbreiteten Fettleibigkeit in den westlichen Ländern immer relevanter wurde, kam diese Innovation wie gerufen.

Im Jahr 1985 erklärte Alec Jeffreys der Welt die erste Methode für die Erstellung eines genetischen Fingerabdrucks. Im Jahr 1997 wurde ein kränkelndes Schaf namens Dolly geboren - der erste Säugetierklon der Welt war entstanden. Und, wie bereits, erwähnt, wurde 2003 das Humangenomprojekt mit der vollständigen Sequenzierung unserer DNA erfolgreich abgeschlossen. Dies markierte einen Meilenstein, aber aber dennoch nur der Anfang, um zu verstehen, warum wir so sind, wie wir sind.

Die gigantische Karawane der modernen wissenschaftlichen Forschung zieht unentwegt weiter und scheint sich dabei exponentiell zu beschleunigen. Im Jahr 2021 haben Wissenschaftler der Universität Oxford eine Methode entwickelt, mit der sie sehr viel genauer erkennen konnten, wie die DNA in einem Zellkern großflächige Strukturen bildete. Diese Methode ermöglicht eine tausendfach genauere Vergrößerung als bisher und eröffnet die Möglichkeit, Schnittstellen zwischen verschiedenen DNA-Strängen zu bestimmen. In der Pressemitteilung hieß es: „Wenn jeder Teil der DNA die Größe eines Ziegelsteins hätte, würde eine Zelle etwa die Anzahl der Ziegelsteine einer ganzen Stadt (6 Milliarden) enthalten. Wissenschaftler können ab sofort ergründen, welche dieser Ziegelsteine nebeneinander liegen und dabei die feinen Details erkennen, auf welche Weise die DNA Strukturen innerhalb der Zellen bildet, während sie vorher nur die ‚Architektur' der DNA im Maßstab kleinerer Gebäude wahrnehmen konnten."

Diese Entdeckung knüpft nahtlos an die Forschungen an, deren Zeuge wir in den vorangegangenen Jahrzehnten werden durften, als wir die Sprache des Lebens genauer zu entschlüsseln begannen. Damit wären wir also in der Gegenwart angekommen, in einer Zeit, in der die Menschheit versucht, die Sprache des Lebens zu entschlüsseln *und* zu sprechen.

Epigenetics

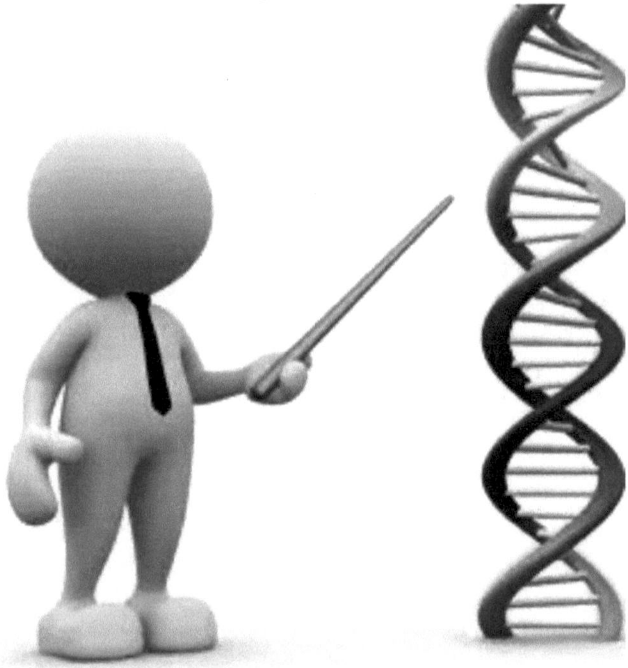

My-mindguide.com

1.2

Die Enzyklopädie der Genetik - *Eine Metapher ist der Genetik bester Freund…*

Jetzt weißt du ein wenig mehr über die Entwicklungen im Bestreben der Menschheit, die codierte Programmiersprache unserer selbst zu entschlüsseln. Doch was ist mit deinem eigenen Verständnis des großen Ganzen? Um den Rest dieses Buches optimal nutzen zu können, brauchst du ein grundlegendes Verständnis der DNA. Wie sie aussieht, wie sie konzipiert ist und welche Rolle sie im Leben einer Zelle spielt. Beachte, dass diese Erklärungen nur an der Oberfläche kratzen können und dir sicherlich keinen Doktortitel in Molekularbiologie einbringen können. Dennoch ist es essenziell, ein grundlegendes Verständnis dieses Konzepts allen Lebens zu erlangen, bevor du den nächsten Schritt machst. In diesem Zusammenhang werde ich eine zweite Metapher bemühen. Eine, mit der ich mich gut auskenne: Bibliotheken.

Machen wir uns also auf eine sehr weitreichende Analogie gefasst und stellen wir uns vor, dass unser Körper, unser Organismus, die gesamte menschliche Zivilisation darstellt.

Nun lass uns jede einzelne Zelle unseres Körpers als menschliche Siedlung betrachten - Dörfer und Städte. Jede einzelne steht für einen eigenen Wirtschaftszweig, bzw. Zweck. Einige sind Bergbaustädte und andere sind Bauerndörfer, die für die Produktion nützlicher Ressourcen zuständig sind. Wieder andere sind Industrie- oder Dienstleistungsstädte. Einige dieser Siedlungen konzentrieren sich auf die Entscheidungsfindung, und andere sind Regierungssitze, die dabei helfen, das große Ganze zu regulieren. Sogar Militärkasernen, welche die Zivilisation gegen äußere Bedrohungen verteidigen, finden sich hier. Insgesamt gibt es etwa 200 verschiedene Arten von Siedlungen, so wie es 200 Arten von Zellen in unserem Körper gibt - jede von ihnen ist unterschiedlich groß und erfüllt ihren eigenen Zweck.

Unsere Zivilisation ist übrigens riesig, mit insgesamt etwa 30 Billionen Zellen insgesamt. Einen so großen und komplexen Organismus zu managen und zu erhalten ist schwierig und erfordert exzellent abgestimmte Systeme, die über einen langen Zeitraum entwickelt werden. Zum Glück hat uns die biologische Evolution in 3,5 Milliarden Jahren Systeme beschert, die große und komplexe Organismen (oder Zivilisationen) erfolgreich unter einen Hut bekommen können. Aber vergiss nicht, dass ursprünglich alles mit der lokalen „Regierung" eines Einzellers begann - ähnlich wie ein Häuptling ein einzelnes Dorf führt - bevor eine komplexe Zivilisation daraus erwachsen konnte.

Abgesehen davon haben diese 30 Billionen Siedlungen alle eines gemeinsam: Sie verfügen alle über eine *Bibliothek*. Und da wir uns in einer Utopie ohne Nationen befinden, verfügen diese Siedlungen alle über das gleiche Wissen und die gleichen Informationen. Das heißt, die Bücher jeder Bibliothek in jeder

Siedlung sind alle identisch und in der gleichen Reihenfolge angeordnet. Dieses Vergleichsmodell entspricht dem Kern jeder Zelle (der Bibliothek), in dem die genetischen Informationen (also die DNA, bzw. die Bücher) gelagert werden. In jeder Zelle unseres Körpers befindet sich die gleiche DNA (die Bücher). Immer, wenn eine neue Zelle entsteht, werden auch die Seiten eines jeden Buches kopiert und in die neue Siedlung übertragen.

Wie immer im Leben gibt es auch hier ein paar Ausnahmen von der Regel. In diesem Fall zwei bekannte Arten von Siedlungen, die keine Bibliotheken beherbergen: Rote Blutkörperchen besitzen keinen Zellkern. Um die Metapher noch weiter auszudehnen, könntest du dir diese Zellen als Handelskarawanen oder Handelsgaleeren vorstellen. Sie wollen oder müssen nicht so viele Bücher mit sich herumtragen, sondern sparen den Platz für Kapazitäten (Hämoglobin), die es ermöglichen, wertvolle Waren (Sauerstoff) um die Welt zu transportieren. Die andere Art von Zellen, die keinen Zellkern besitzen, nennt man Keratinozyten. Das sind die äußeren, gehärteten Zellen unserer Haut, Haare und Fingernägel. Sie stellen die äußere Brandmauer dar, die unsere Zivilisation vor der gefährlichen Außenwelt schützt. Und bestimmt würdest auch du keine kostbaren Dokumente in deinen äußeren Befestigungen lagern, oder?

Und worin genau besteht der Zweck einer solchen Bibliothek? Nun, der Zweck jeder Bibliothek ist es, Wissen zu abzulegen. Jede Bibliothek fungiert als Archiv für das gesamte zivilisatorische Wissen. In den Regalen finden sich die Regeln und Gesetze, die den Menschen vorgeben, wie sie sich verhalten müssen, damit die ganze Zivilisation wachsen und gedeihen und sogar neue Zivilisationen (also Nachkommen) gründen kann.

Aber zurück zu all den Siedlungen und ihren Bibliotheken. Schauen wir uns den Aufbau einer solchen Bibliothek genauer an und was sich darin befindet. Die Bibliothek ist eine große Kugel mit einer gewölbten Decke und hat zwei Schichten von Wänden - etwa zur besseren Isolierung und zum Schutz vor den Elementen. Das sind die innere und äußere Membran des Zellkerns. Es gibt Türen, oder Portale, in die Bibliothek, gewissermaßen die Poren des Kerns. In diesen Bibliotheken werden natürlich keine herkömmlichen Bücher mit Buchrücken und aneinander gelegten Seiten verwendet. Hier läuft das eher wie in der Antike - mit einem System voller Schriftrollen.

Bevor wir diese Schriftrollen untersuchen können, müssen wir uns zunächst ansehen, wie sie aufbewahrt werden. Die Schriftrollen werden in riesigen *X*-förmigen Regalen aufbewahrt, wobei ein einzelnes Regalfach (d.h. ein einzelnes *V*) mit einem anderen V verbunden ist und so ein X bildet. Interessanterweise stammen ein V eines X (und alle dazugehörigen Schriftrollen) von der „Mutterzivilisation", während das andere V von der „Vaterzivilisation" stammt. Auf diese Weise werden alle Gesetze und Informationen, die eine Zivilisation lenken, von den jeweiligen Elternzivilisationen vererbt. Wissenschaftler bezeichnen unsere X-Regale als Chromosomenpaare. Der durchschnittliche Mensch (mal abgesehen von angeborenen Anomalien) hat 23 solcher Vs von seiner Mutter und 23 davon von seinem Vater.

Auf einem dieser V-förmigen Regale haben wir also Hunderte oder Tausende von Abhandlungen, und diese sind wiederum alle auf einer einzigen langen Schriftrolle gespeichert.

Diese Schriftrolle ist von vielen anderen Rollen umhüllt, damit sie geordnet und in gutem Zustand bleibt. Ich finde es am einfachsten, mir diese Schriftrolle so vorzustellen wie die Papierrollen von Kassenbons in den Supermärkten. Etwa, indem die Papierrolle von anderen umgeben ist. Außerdem muss man berücksichtigen, dass die Schriftrolle auch Windungen und Unebenheiten aufweist - so wie die Doppelhelix der DNA. Das „Papier", auf dem alle Informationen abgedruckt sind, wird Chromatinfaser genannt.

Insgesamt haben wir also 46 lange, geschützte Schriftrollen, die auf 46 V-förmigen Regalfächern gelagert sind, welche paarweise ein X bilden. Die Schriftrolle selbst ist unsere DNA. Wenn man jede Schriftrolle flach ausrollen würde, wäre sie etwa fünf Zentimeter lang, aber nur ein paar wenige Moleküle breit. Unsere gesamte genetische Erbinformation wäre also etwa zwei Meter lang, wenn sie vollständig ausgerollt wäre.

Wie bereits angesprochen, befinden sich auf jedem V-Regalfach, bzw. Chromosom Hunderte oder Tausende von Abhandlungen, wobei jede Abhandlung für ein einzelnes Gen steht. Das V-Regalfach der Mutter und das des Vaters enthalten zwar einen ähnlichen Satz von Genen, aber diese Gene sind nicht völlig identisch. Es gibt Variationen der gleichen Schriftrolle - bei Mutter und Vater. Die Schriftrolle befindet sich an der gleichen Stelle, hat eine ähnliche Funktion und trägt eine ähnliche Schrift, aber sie ist nicht identisch mit der anderen. Eine dieser Schriftrollen ist dominant und die andere eher rezessiv, d.h. die eine Schriftrolle wird in der Bibliothek bevorzugt, während die andere untergeordnet agiert. Der wissenschaftliche Begriff für die verschiedenen Schriftrollen lautet „Allel". Wir haben also dominante und eher submissive Allele.

Um unserer Bibliothek einen Kontext und eine Größenordnung zu geben: Ein Gen enthält üblicherweise Anweisungen für drei Proteinarten, die hergestellt werden müssen. Man könnte in diesem Kontext also auch von drei „Aufgabenbüchern" sprechen. Das Humangenomprojekt schätzte, dass sich im Kern einer menschlichen Zelle etwa 20 000 Gene befinden, also 20 000 „Abhandlungen" in unserer Bibliothek, die allesamt auf diesen 46 Schriftrollen geschrieben stehen.

Nun zum Sprachlichen. Welches Alphabet wird zum Schreiben auf diesen Schriftrollen verwendet? Unser Alphabet hat bekanntlich 26 Buchstaben, unsere Computer verwenden ein binäres System aus Einsen und Nullen, aber die Sprache des Lebens hat vier Buchstaben: A, C, G und T - sozusagen ein quaternäres System. Und doch kommen diese 4 Buchstaben immer paarweise vor. A steht in derselben Zeile wie T, und G steht in derselben Zeile wie C. Diese Paare werden Basenpaare genannt. Ein Basenpaar entspricht einer einzigen Zeile auf unserer bedruckten, aufgerollten Schriftrolle. Ein Basenpaar besteht aus etwa 60 Atomen - nur, damit du dir eine Vorstellung von der Dimension der Komplexität machen kannst. Damit sind wir am kleinsten Ende der biologischen Skala angelangt. Würden wir noch weiter ausholen, befänden wir uns im Bereich der Atomphysik. So, wie normale Bücher unterschiedlich lang sind, so sind auch unsere Gene unterschiedlich. Manche sind wie Gedichte oder Kurzgeschichten aufgebaut und haben nur ein paar tausend Basenpaare, bzw. „Zeilen", während andere wie epische Romane aufgebaut sind und mehr als zwei Millionen Zeilen benötigen, um ihrem Inhalt gerecht zu werden.

Zurück zum großen Ganzen. Alle Menschen in diesen Siedlungen haben Aufgaben zu erfüllen und müssen lernen, was sie tun und vor allem, wie sie das tun sollen. Um das umzusetzen, verlassen sie sich auf die Informationen, bzw. das Wissen der örtlichen Bibliothek. Wir wollen jedoch nicht, dass das „gemeine Volk" in unserer Bibliothek ein- und ausgeht, Unheil anrichtet und möglicherweise die wertvollen Dokumente beschädigt. Diese Aufzeichnungen müssen so lange wie möglich konserviert werden, da dies die Lebensdauer der Zivilisation (also unseres Organismus) verlängert.

Die doppelwandige Membran und die bereits erwähnten Portale sichern den Zugang zur Bibliothek. Nur bestimmte, Gelehrte dürfen die Bibliothek betreten - in diesem Falle spezialisierte „akademische" Proteine. Tatsächlich gleicht unser *Nukleus* damit nicht wirklich einer normalen städtischen Leihbibliothek, sondern eher einer kostbaren Präsenzbibliothek. Die Schriftrollen können nur vor Ort studiert werden - eine Ausleihe ist nicht gestattet. Stattdessen gibt es ein System von Schreibern, die auf Anfrage die heiligen Schriftrollen durchsehen und die notwendigen Informationen auf Kopien übertragen. Diese billigeren Kopien werden dann auf Fehler überprüft und nach der Überprüfung aus der Bibliothek in den Rest der Zelle entlassen, um den Rest der Zivilisation für deren Tagesgeschäft zu unterrichten. Auf diese Weise wird der Inhalt der Bibliothek geschützt, die Bürger erhalten detaillierte Anweisungen und die gesamte Zivilisation kann für lange Zeit florieren. In der Wissenschaft werden diese Schreiber RNA-Polymerasen genannt. Sie lesen die DNA aus und erstellen mRNA-Versionen des genetischen Codes, die aus den Portalen des Zellkerns in den Rest der Zelle als Anweisungen für die anderen Proteine gesendet werden.

So hätten wir das System der Großen Genetischen Bibliothek des Lebens in etwa abgebildet. Es hat dich ins Hier und Jetzt gebracht und sichert deine Existenz. Das meiste, was wir bisher besprochen haben, betrachtet diese Metapher aus der Perspektive der Genetik. Wir haben ein allgemeines, praktikables Verständnis der Architektur des Lebens, also des Aufbaus und der grundlegenden Funktionsweise eines Organismus auf der Erde. Wahrlich beachtlich, nicht wahr?

Allerdings haben wir die Epigenetik dabei noch nicht wirklich erwähnt. Es wird dich sicher freuen zu lesen, dass der Rest dieses Buches eben genau diesem Thema gewidmet ist. Vergiss aber nicht die wichtige Metapher der Bibliotheken, denn wie du sehen wirst, passt auch die Epigenetik perfekt in diese Analogie. Wir werden erneut in die Bibliothek gehen, in die Regale, zwischen die Schriftrollen schauen und immer wieder dasselbe genetische „Papier" bearbeiten.

An diesem Punkt haben wir ein grundlegendes Verständnis der Genetik aufgebaut - jetzt können wir, darauf aufbauend, die Epigenetik genauer beleuchten.

Epigenetics

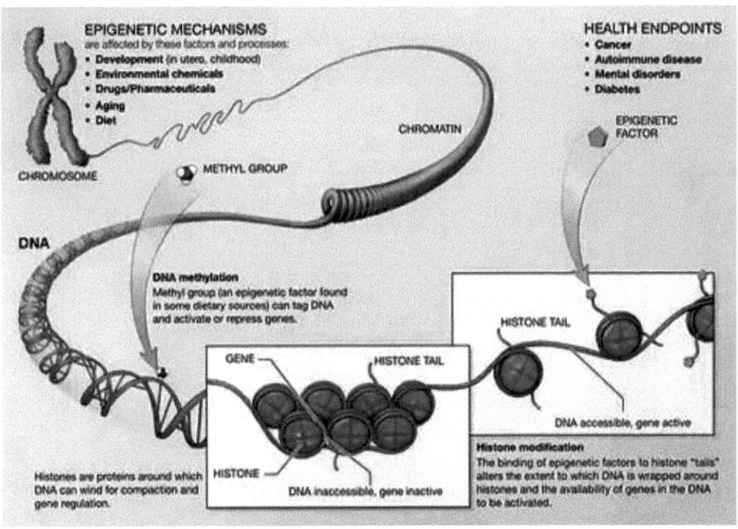

1.3

Zur Epigenetik

Nun sind wir schon so weit gekommen, aber haben dennoch nur ein paar flüchtige Blicke auf das Kernthema dieses Buches erhaschen können: *die Epigenetik*. Wir haben uns bisher auf die zweite Hälfte des Wortes Epi*genetik* konzentriert, damit wir später das große Ganze verstehen können. Wir haben uns auf die Genetik berufen und können nun endlich einen Blick über den Tellerrand werfen, in die sich stets entwickelnde und faszinierende Welt des Ausdrucks unserer Gene.

Lass' uns diese sich entwickelnde Wissenschaft genauer definieren, also jenseits der Etymologie, die wir zuvor behandelt haben (ergo über die Genetik hinaus). Für unsere Zwecke ist die folgende wohl die bestmögliche Definition: Epigenetik beschreibt die Lehre von den zeitlich begrenzten und auch dauerhaften (erblichen) Veränderungen der Manifestation unserer Gene, die *nicht* durch Veränderungen der DNA-Sequenz verursacht werden.

Wir befassen uns also mit den biologischen Prozessen, welche die Art und Weise verändern, *wie* die Zelle eine in der DNA-Sequenz enthaltene Anweisung liest und umsetzt. Da sie zeitlich begrenzt oder dauerhaft sein können, können diese

Veränderungen für die Lebensdauer der Zelle gelten, von einer Zelle an ihre Tochterzellen weitergegeben werden oder sogar von einem einzelnen Organismus an dessen Nachkommen vererbt werden. Um zu unserer Zivilisationsanalogie zurückzukehren, untersuchen wir die Systeme der Schreiber, die dazu dienen, das Verhalten der Bürger zu lenken, und die sich auch auf zukünftige Nachkommen Siedlungen und deren eigene Bibliotheken auswirken können.

Falls du die Bühnenmetapher bevorzugst, lass uns Folgendes bedenken: Wie kann der Regisseur des Stücks die Art und Weise beeinflussen, wie die Schauspieler ihren Text sprechen, sich kleiden oder ihre Requisiten auswählen? Welche Möglichkeiten hat der Regisseur, seinen Darstellern diese Unterschiede des kreativen, künstlerischen Ausdrucks zu vermitteln?

Wenn alle Zellen in unserem Körper (mit Ausnahme der beiden oben erwähnten Typen) eine vollständige Kopie unserer DNA haben (alle Siedlungen haben eine Bibliothek mit denselben Anweisungen), wie kommt es dann, dass wir etwa 200 Zelltypen haben und nicht nur einen gigantischen Haufen desselben Zelltyps? Die Antwort liegt in der Epigenetik verborgen. Wenn wir verstehen, auf welche Weise sich Zellen differenzieren, können wir ergründen, wie sich Zellen auf unterschiedliche Weise ausdrücken können. Und damit wären wir exakt bei der Beantwortung der obigen Frage - wie der Regisseur den Schauspielern kommuniziert, wie sie ihren Text betonen oder was sie anziehen sollen.

Epigenetics

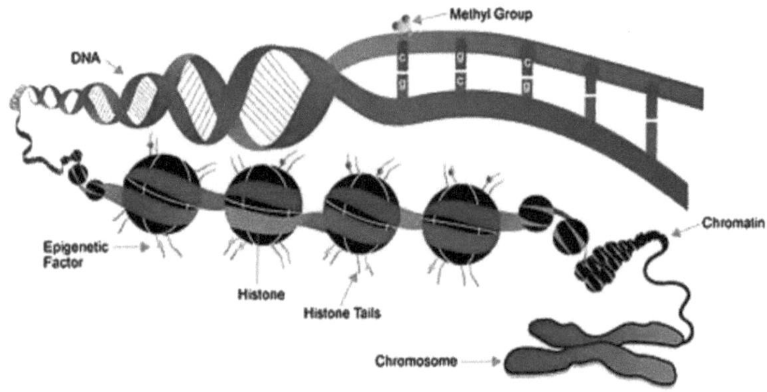

My-mindguide.com

1.4

Die große Suche nach der Veränderung - Epigenetik: Feintuning oder Komplettumbau?

Begeben wir uns nun auf die Suche nach Unterschieden. Wie erklären wir uns die signifikanten Unterschiede zwischen den Zellen eines einzelnen Organismus, die alle die gleiche DNA haben?

Und wie erklären wir uns die enormen Unterschiede im Verhalten und in den Errungenschaften der Individuen einer Art oder innerhalb einer Gruppe, die alle eine annähernd identische DNA aufweisen? (immerhin teilen wir 99,9 % unserer DNA mit allen anderen Menschen.)

Glücklicherweise führt uns die Suche nach den Antworten auf diese Fragen direkt und tiefgründig in den Bereich der Epigenetik.

Verglichen mit unseren Durchbrüchen in der Genetik ist die Geschichte der menschlichen Fortschritte in der Epigenetik etwas kurzfristiger erfolgt und reicht auch weniger lange zurück. Man könnte aber auch sagen, dass unsere Definition der Epigenetik eigentlich viel älter ist und sogar bis zu den prähistorischen Schamanen und Medizinmännern zurückreicht, die längst im undurchdringlichen Nebel der menschlichen Geschichte verschwunden sind. Das hängt natürlich alles von der Perspektive und der Definition ab.

Wie wir im zweiten Teil dieses Buches feststellen werden, haben weise Gelehrte aus allen Zeiten Praktiken, Ernährungsweisen und detaillierte, umfassende Lebensgrundlagen vorgestellt und angepriesen, die - wie wir heute wissen - eine gesunde Ausprägung unserer Gene fördern. Die Alten wussten um die Bedeutung und die Auswirkungen der Epigenetik, ohne jedoch die genauen molekularen Mechanismen dahinter zu verstehen - etwas, das selbst wir heute immer noch nicht hundertprozentig entschlüsselt haben. Durch sorgfältige Beobachtung und die Weitergabe des Wissens ihrer Vorfahren entwickelten sie jedoch ihre eigenen mentalen Konzepte der Mechanismen der Epigenetik, sowohl für den Einzelnen als auch über Generationen hinweg. Doch dazu später mehr.

In diesem Kapitel betrachten wir die Epigenetik aus der ursprünglichen, strikt angelegten, wissenschaftlichen Perspektive. Anstatt im Nebel der Geschichte zu beginnen, sollten wir im Jahr 1942 an der Universität Cambridge mit einem britischen Entwicklungsbiologen namens Conrad Waddington beginnen.

Waddington war ein Evolutionsbiologe, der untersuchte, wie sich ein Embryo zu einem komplexen Organismus entwickelt. Die Epigenese - im Gegensatz zur Epigenetik - war eine frühere Entwicklungstheorie, die richtigerweise behauptete, dass sich Organismen aus generischen Zelltypen entwickeln. Die falsche Gegentheorie war als Präformationslehre bekannt, die besagte, dass Embryonen nur Miniaturversionen von reifen

Organismen seien und dass Wachstum alles ist, was nötig ist. Waddington prägte den Begriff Epigenetik, teilweise in Anlehnung an die Epigenese, aber auch in Bezug auf das, was jenseits der Genetik liegt.

Waddington war ein Fruchtfliegenfanatiker. Und so führte er die meisten seiner relevanten Experimente mit der *Drosophila*, einer Fruchtfliegenart, durch. Er erhitzte wiederholt Generationen von Fliegeneiern, um einen Unterschied in den Ausprägungen ihrer Flügel zu erzeugen. Schließlich gelang es ihm, ein besonderes Merkmal in der Population zu erreichen, ohne dass er den sich entwickelnden Fliegen eine spezielle Wärmebehandlung verabreichen musste. Für ihn war dies der Beweis dafür, dass vererbbare körperliche Merkmale durch wiederholte Einwirkung von Umweltfaktoren verursacht werden können. Es war also möglich, dass die Umwelt die Ausprägung der Gene verändert und diese Veränderungen über die Generationen weitergegeben werden.

Waddington stand und schrieb im langen Schatten zweier der berühmtesten Biologen des 19. Jahrhunderts. Der erste und wichtigste war Charles Darwin, der zweite Jean-Baptiste Lamarck. Wie wir alle wissen, war Darwins wichtigster Beitrag die Theorie der natürlichen Auslese - dass zufällige genetische Mutationen die Fähigkeit eines Organismus, zu überleben und sich fortzupflanzen, beeinflussen können und dass das Überleben des Stärkeren bedeutet, dass die Organismen mit den hilfreichsten Mutationen sich durchsetzen und letztlich fortpflanzen. Auf diese Weise entwickelt sich eine Spezies über die Generationen hinweg weiter. Lamarcks bedeutende Idee war die Vererbung von erworbenen Merkmalen. Das bedeutete im Wesentlichen, dass ein Organismus im Laufe seines Lebens auf seine Umwelt mit einer Reihe von Verhaltensweisen reagiert, die dazu führen, dass körperliche Merkmale entstehen, wenn sie gebraucht werden, oder verkümmern, wenn dies nicht geschieht. Wenn es dann zu Fortpflanzung kommt, werden diese Veränderungen in den Nachkommen des Organismus reproduziert. Darwins Theorie ist uns wahrscheinlich allen bekannt, aber für Lamarcks Theorie sollte man vielleicht ein Beispiel heranziehen. Sein berühmtestes war die Giraffe. Der Vorläufer der Giraffe wurde mit einem Hals moderater Länge geboren, aber da dieser sein Leben damit verbrachte, aus hohen Baumkronen zu fressen, verlängerten sich sukzessive die Halsmuskeln und damit auch die Wirbel. Als diese Spezies sich fortpflanzte, kamen die Nachkommen mit längeren Hälsen zur Welt, als bei den vorangegangenen Generationen. Und, siehe da, geboren war die heutige Giraffe.

Nun, Lamarcks Theorie der so „erworbenen" Eigenschaften mag eher wie eine von Rudyard Kiplings Tiergeschichten klingen, und sein Giraffenbeispiel steht in einer Reihe mit „Wie der Leopard zu seinen Flecken kam". Die meisten Biologen sind zu der Überzeugung gelangt, dass Darwin der Vater ihrer Wissenschaft ist und Lamarck - nun ja, vielleicht eher ein verschrobener Onkel, weshalb du vielleicht noch nie von ihm gehört hast.

Lamarck und Darwin repräsentieren zwei entgegengesetzte Enden des Spektrums der Entwicklungstheorien. Der eine behauptet, dass reine genetische Mutationen das vererbbare Genom verändern, während der andere dem Verhalten und dem aktiven Praktizieren den Fokus gibt. Die Experimente und Theorien von Waddington und der Werdegang der modernen Genetik und Epigenetik liegen irgendwo zwischen diesen beiden Extremen. Sie sind sicherlich primär Darwin zu verdanken, aber vielleicht akzeptiert man auch zunehmend mehr von dem, was Lamarck zu vertreten hatte.

Waddington zeigte, dass körperliche Merkmale erworben und schließlich auch weitergegeben werden können. Der Mechanismus dafür war die Epigenetik - sein selbst geprägter Begriff. Waddingtons sprachliche Fähigkeiten beschränkten sich jedoch nicht nur auf das Prägen von Begriffen. Dieses wunderbare Zitat erklärt seine Ziele in der wissenschaftlichen Forschung: „*Das Komplexe einfach zu erklären und mehr über das Einfache zu erfahren, indem man das Komplexe studiert.*" So spricht eindeutig unser Typ von Wissenschaftler.

Sein größter Beitrag zur einfachen Erklärung komplexer Sachverhalte war seine Metapher der Epigenetik. So betrachtete er die Entwicklung der Zellen, von der einfachen Embryozelle bis hin zu all den hochspezialisierten Zelltypen, aus denen ein komplexer Organismus besteht. Er stellte sich einen Ball vor, dessen Reise auf dem Gipfel eines Berges beginnt. Unterhalb der Kugel gibt es ein Geflecht von Hügeln und Tälern. Diese Hügel können als sanfte Erhebungen beginnen und sich zu kleinen Bergrücken entwickeln, aber schließlich münden sie in eine große Schlucht. Nun beginnt der Ball, hinunterzurollen. Die Beschaffenheit der Hänge bestimmt, wo die Kugel hinunterrollt. Am Anfang gibt es einige natürliche Unterschiede zwischen den Orten, an denen die Ball entlangrollt. Aber sobald der Ball weit unten zwischen einer Reihe von Bergkämmen und dann in die Schlucht rollt, steht fest, wo der Ball landen wird.

Waddington sah unsere Zellen als Bälle. Sie beginnen an einem neutralen Punkt - dem Berggipfel - und haben das genetische Potenzial, sich zu verwandeln und einen anderen

Weg zu nehmen, obwohl alle unsere Zellen unsere gesamte DNA enthalten. Der Ball kommt ins Rollen und die Zelle beginnt sich zu entwickeln und zu spezialisieren. Während der Ball in Bewegung ist, wird dessen Weg und Ziel immer sicherer und fester definiert, d.h. die Zelle wird prägt sich im Zuge dieses Prozesses aus. Zu Beginn der Reise kann die Zelle vieles werden, aber je weiter wir den Abhang hinuntergehen, desto weniger werden die Optionen, welche die Zelle für eine bestimmte Rolle prädestinieren. Unsere Gene halten die Hänge der Landschaft aufrecht, und Waddington entdeckte, dass Umweltfaktoren dem Ball einen Anstoß geben und auch dessen Entwicklungsweg verändern können. Und exakt dies demonstrierte er experimentell, indem er diese armen Fruchtfliegeneier mit Hitze behandelte. Für seinen frühen experimentellen Nachweis epigenetischer Veränderungen und seine noch immer angewandte Theorie der Epigenetik wird Waddington heute zurecht als Vater der Epigenetik eingestuft, ähnlich wie wir Darwin als Vater der Evolution sehen.

Wenn es einen erstgeborenen Sohn der Epigenetik gäbe, dann wäre es wohl John Gurdon, ein weiterer britischer Entwicklungsbiologe, diesmal allerdings aus Oxford. Die Fliegen können wir in seinem Fall durch Frösche ersetzen - afrikanische Kröten, um genau zu sein. Im Wesentlichen wollte Gurdon herausfinden, ob es möglich ist, den „Ball" auf einen neuen Gipfel hinaufzubewegen und dann sehen, ob er in der neuen Position genauso funktioniert wie in der Startposition. Die meisten Forschungsergebnisse besagten damals, dass dies nicht möglich war, aber wie Sisyphus mit seinem Felsbrocken unternahm, er trotzdem den Versuch - und zwar mehr als nur einen.

Gurdon entnahm Zellen aus dem Darm erwachsener Frösche und entfernte ihren Zellkern. Dann nahm er eine unbefruchtete Eizelle, die nur die weibliche „Hälfte" der DNA enthielt, und entfernte deren Zellkern. Nun setzte er den Zellkern des Darms in die Eizelle ein. Er setzte also ausgebildete, entwickelte genetische Informationen in eine frühe und unentwickelte Zellstruktur ein, aus der Tiere entstehen. Es war, als würde man einen Ball aus einer der tiefen Schluchten eines Organismus nehmen und ihn auf einen anderen Berggipfel legen. Würde er immer noch hinunterrollen können?

Nach mehreren Versuchen, seine Transplantationstechnik zu verfeinern, gelang es ihm, den Ball auf den Gipfel des Lebens zu bringen. Und schließlich teilte sich dieser ursprüngliche Ball in viele weitere, die alle die epigenetische Landschaft hinunterrollten. Sie landeten meist an den richtigen Stellen, und siehe da, heraus kam ein lebender, atmender, quakender Frosch. Das erste geklonte erwachsene Tier der Welt - bereits im Jahr 1958.

Das war ein unglaublicher Durchbruch, und tatsächlich glaubten viele zunächst nicht daran. Aber als Dolly, das Schaf, fast 40 Jahre später mit der gleichen Technik geboren wurde, waren die Zweifler längst verstummt.

Jetzt können wir also sehen, dass ein wichtiger Teil eines Balls (der Zellkern) unten abgeholt und auf den Gipfel der Berglandschaft gesetzt werden kann. Aber was ist mit den anderen möglichen Reisen einer Zelle - all den verschiedenen Routen, die in der gleichen Landschaft (d.h. mit der gleichen DNA) zurückgelegt werden können? Ist es möglich, die Höhenzüge, Hügel und Täler einer bestimmten DNA-Landschaft zu erkunden?

Der nächste große Sprung des sprichwörtlichen Frosches kam nicht von einem britischen Wissenschaftler, sondern von einem Japaner namens Shinya Yamanaka, im Jahr 2006. Yamanaka war ein ausgebildeter Arzt, den es in die Forschung zog. Anstatt DNA in frühe Eizellen zu verpflanzen oder Bälle auf andere Gipfel zu bewegen, wollte er das Potenzial und die Möglichkeiten innerhalb der epigenetischen Landschaft von Waddington erforschen. Yamanaka verstand nämlich, wie schwer es ist, einen Ball in einer tiefen Schlucht vom Ende seiner Reise in die nächste Schlucht zu befördern. Wenn der Ball jedoch nur etwas weiter den Berg hinauf gerollt würde, dahin, wo die Reise der Zelle noch nicht klar definiert ist, könnte es möglich sein, ihn über einen sanften Anstieg zu bewegen und ihn dann, mit genug Schwung, in eine andere Richtung hinunterrollen zu lassen. Gemäß dem Beispiel der Bibliothek wollte er quasi eine Bergbausiedlung in eine Landwirtschaftssiedlung umwandeln oder andersherum. Im großen Stil wollte er nun das Schicksal einer Zelle verändern.

Yamanaka identifizierte 24 Proteinmoleküle, die in Stammzellen vorkommen und die alle am Gipfel der epigenetischen Landschaft stehen, also am Beginn ihrer Reise. Diese Eiweißmoleküle nennt man auch Transkriptionsfaktoren (TF). In der Bibliothek beeinflussen sie, welche Schriftrollen in Kopien umgeschrieben werden, um sie in die Siedlung auszusenden. Du kannst sie dir als Etiketten an den Regalen vorstellen, die danach schreien, dass man in ihre Richtung greift. Wenn diese Stammzellen-TFs vorhanden sind, wählen alle Schriftgelehrten die Schriftrollen aus, die für Stammzellen relevant sind, und senden diese Anweisungen aus der Bibliothek in die Siedlung hinaus.

Durch strikte Tests isolierte Yamanka vier relevante TFs - die vier auffälligsten Etiketten vor den wichtigsten Schriftrollen -, die ausreichten, um eine entwickelte, spezialisierte erwachsene Zelle zurück in eine frühe Stammzelle zu verwandeln. Durch das Einfügen dieser epigenetischen Transkriptionsfaktoren, die als *OKSM* bekannt sind, konnte Yamanaka den Ball zurück nach oben befördern und das Schicksal einer Zelle verändern.

Wie bei John Gurdon machte die schiere Bedeutung dieses Durchbruchs es der wissenschaftlichen Community zunächst schwer, ihm Glauben zu schenken. Yamanaka wurde von den führenden Genetiklabors der Welt abgekanzelt. Man unterstellte, dass er sich wahrscheinlich geirrt oder die Ergebnisse falsch interpretiert hatte. Erst als Rudolf Jaenisch, ein renommierter Genetiker am MIT, bekannt gab, dass er das Experiment wiederholt und die Ergebnisse verifiziert hatte, wurde dieser Riesenschritt anerkannt. Innerhalb von nur fünf Jahren wurden iPSCs (Yamanakas Bezeichnung für diese künstlichen Stammzellen) zu einem gängigen Begriff, den jeder kennt, der in der Schule Biologie lernt. Es ist schon eine verdammt große Sache, wenn wissenschaftliche Entdeckungen in dieser geringen Zeitspanne in den Klassenzimmern Einzug halten.

Waddington, Gurdon und Yamanaka haben also einen wichtigen Beitrag zum menschlichen Verständnis der Mechanismen des Lebens geleistet. Waddington stellte die Theorie auf, dass nicht die Genetik - oder ihre gemeinsame DNA - über das Schicksal einer Zelle entscheidet, sondern die Epigenetik. Gurdon fand heraus, dass es möglich ist, einen Teil aus einer Zelle zu nehmen und den Ball in einer anderen Zelle ins Rollen zu bringen, während Yamanaka einen Weg zurück nach oben entdeckte, um Waddingtons Landschaft des zellulären Lebens neu zu erkunden. Passenderweise wurde diese „Entdeckungsreise" im Jahr 2012 mit einem Nobelpreis gewürdigt, der beiden Wissenschaftlern verliehen wurde: Gurdon und Yamanaka.

Was bedeutet diese Reise nun für uns? Nun, sie gibt uns ein kontextuelles Verständnis der großen Forschungsfortschritte in der Epigenetik. Aber noch viel wichtiger ist, dass sie die Bedeutung der Epigenetik betont. Epigenetische Faktoren sind in der Lage, das Wesen einer Zelle zu verändern. Zwei ansonsten identische Magenschleimhautzellen haben die gleiche DNA und sind auf die gleiche Weise spezialisiert. Mit genügend epigenetischen Einflüssen, den vier Yamanaka-Faktoren, können wir eine der Zellen in eine Zelle des Herzens, der Leber oder des Gehirns verwandeln.

Aus der Perspektive des Theaters können wir sagen, dass ein und dieselbe Theatertruppe zwei völlig unterschiedliche Aufführungen inszenieren kann, obwohl sie das gleiche Drehbuch verwendet. In der Epigenetik geht es also nicht nur darum, die Art und Weise, wie eine Zeile vorgetragen wird, oder ähnliche kleine Änderungen vorzunehmen. In der Epigenetik haben wir vielmehr das Potenzial, das Leben selbst zu verändern!

Die Wirkung ist nicht nur auf die zelluläre Ebene beschränkt. Die Epigenetik hat das Potenzial, das Verhalten und das Leben ganzer Organismen zu verändern. Die vielleicht anschaulichste Fallstudie dafür ist die Zusammenarbeit zwischen den Epigenetikern Danny Reinberg und Shelley L. Berger und dem Entomologen (Ameisenfanatiker) Jürgen Liebig. Liebig untersuchte Zimmermannsameisen, eine Art mit komplexen sozialen Strukturen und Hierarchien. Es gibt murmelgroße Königinnen, die sich fortpflanzen und sogar fliegen können, bohnengroße Generäle, die die Kolonie verteidigen, und erbsengroße Arbeiter, die die Kolonie mit Nahrung versorgen. Reinberg und Berger injizierten den Gehirnen der sich entwickelnden großen Ameisen eine Chemikalie, die die Epigenetik beeinflusste. Die große Überraschung folgte: Die großen Ameisen begannen, die Grenzen der Kolonie zu erkunden und auf Nahrungssuche zu gehen - sie verhielten sich wie kleine Arbeiter. Ihre Identität, ihre Funktion und ihr Verhalten wurden allein durch eine epigenetische Veränderung in der Entwicklung verändert. Anhand dieses Ergebnisses können wir erkennen, wie die Epigenetik Zellen verändern kann, wie Zellveränderungen Organismen verändern können und wie sich Veränderungen an Organismen auf physische Ergebnisse in unserem Lebensbereich auswirken können. Die Epigenetik ist die Kraft der Veränderung, die vom Molekularen bis zum Materiellen reichen kann. Es sind die Motoren der Epigenetik, die diese wunderbare Veränderung vorantreiben, die wir unter dem Mikroskop in unseren eigenen Zellen und zwischen Organismen derselben Art beobachten, und die wir tagtäglich mit eigenen Augen in Ameisen- und Menschenvölkern bezeugen können. Wenn wir also unsere Rolle ändern und unsere Identität wie die Zimmermannsameisen weiterentwickeln wollen, müssen wir diese Motoren der Epigenetik verstehen lernen.

Epigenetics

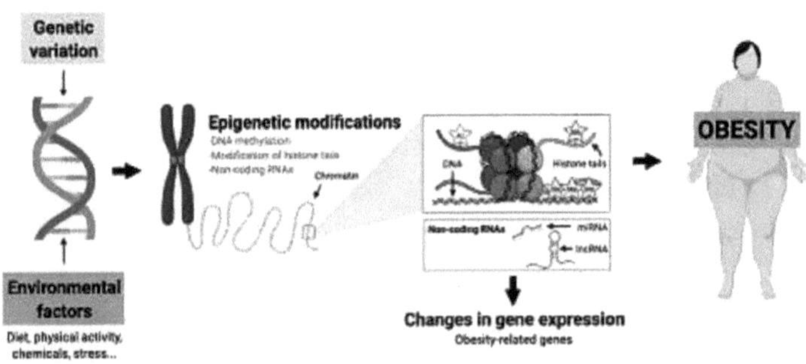

My-mindguide.com

1.5

Die Motorik der Epigenetik

Wir haben die Zeitlinie der epigenetischen Entdeckungen nachgezeichnet und das enorme Potenzial der Epigenetik kennengelernt, aber wir wären nachlässig, wenn wir nicht auch auf einige der anderen wichtigen Durchbrüche in diesem Fachgebiet eingehen würden. Nicht weil wir eine Geschichtsstunde wollen, sondern weil dies die wichtigsten bekannten Mechanismen sind, die die Genausprägung beeinflussen. Bevor wir darüber staunen können, was die Epigenetik zu leisten vermag und wie wir sie sinnvoll einsetzen können, müssen wir erst einmal verstehen, wie sie wirkt. Ja, wir können Wolkenkratzer bauen, aber nur auf der Grundlage von fundiertem Wissen.

Deshalb werden wir im nächsten Abschnitt dieses Buches die möglichen äußeren Reize besprechen, die zu diesen Veränderungen in der Ausprägung unserer Gene führen können - also wie deine äußere und innere Umgebung das Verhalten deiner Zellen beeinflusst. Mit anderen Worten: Wir werden erörtern, wie deine Lebensumstände und Entscheidungen dein Leben beeinflussen - natürlich aus biologischer Sicht. In diesem Kapitel werden wir uns darauf konzentrieren, was in der Bibliothek und in den Regalen passiert. Welche Mechanismen sind bekannt dafür, die DNA-Ausprägung zu verändern, und wann und wie haben wir sie entdeckt?

Die beiden wichtigsten epigenetischen Faktoren, die wir kennen, sind Methyl und Histone. Lass dich von der wissenschaftlichen Terminologie nicht abschrecken! Wir werden uns nicht zu weit von der Bibliotheksmetapher entfernen, die wir bereits erörtert haben.

Beginnen wir mit der DNA-Methylierung, die erstmals 1948 zu Waddingtons Zeiten entdeckt wurde. Rollin Hotchkiss, ein amerikanischer Wissenschaftler, der am Rockefeller Institute arbeitete, entdeckte das Vorhandensein von Methyl, indem er die DNA mit Hilfe der Papierchromatographie untersuchte. Methyle sind kleine Moleküle aus Kohlenstoff und Wasserstoff. Ihnen fehlt Wasserstoff, wodurch sie sich an DNA-Moleküle binden können. Jahrzehntelang diskutierten Wissenschaftler über den Zweck dieser Methylgruppen in der DNA. 1975 fanden Riggs, Holliday und Pugh in ihrer Arbeit mit Bakterien Hinweise darauf, dass das Vorhandensein von Methylgruppen in der DNA die Ausprägung von Genen beeinflusst. Sie und andere Forscher fanden heraus, dass die Anwesenheit von Methylgruppen in den Genen die Ausprägung der Gene unterdrückt bzw. verringert.

Kehren wir nun zu unserer Bibliotheksanalogie zurück. Stellen wir uns vor, wir schauten auf die Schreiber in der Bibliothek, die zwischen den Regalen auf und ab gehen, um kostbare Schriftrollen auszuwählen, sie auf Papier zu kopieren und sie als Anweisungen für unsere Siedlung aus der Bibliothek zu versenden. Wir schauen auf diese pflichtbewussten und methodisch arbeitenden Diener der Siedlung und fragen uns: Woher wissen diese Schriftgelehrten, welche Schriftrollen sie auswählen müssen?

Nun, eine der Möglichkeiten sind eingeheftete Bänder. Manche Schriftrollen haben rote Bänder, die der Länge nach befestigt sind. Sie sind permanent an das Papier geheftet. Wenn wir uns die Sache einmal genauer ansehen, bemerken wir, dass die Schreiber die Regale und Schriftrollen zu meiden scheinen, aus denen mehrere rote Bänder herausragen. Das könnte daran liegen, dass die Schriftrollen mit den vielen Bändern schwerer zu handhaben und abzuschreiben sind. Auf jeden Fall werden Schriftrollen mit roten Bändern seltener ausgewählt und daher werden weniger dieser Kopien in die Siedlung verschickt.

Stellen wir uns nun einen anderen Protagonisten vor: In diesem Moment eilt also ein anderer Bibliotheksangestellter vorbei, der die roten Bänder an der Schriftrolle anbringt und festheftet. Auf diesem Band stehen vier Buchstaben und eine Zahl: DMNT-1.

Diese DMNT-Bibliotheksbeamten werden DNA-Methyltransferase genannt. Sie sind Proteine im Zellkern, die für die Methylierung und Demethylierung der DNA verantwortlich sind. Ihre Existenz, ihre Rolle und ihre Auswirkungen wurden von Wissenschaftlern erstmals in den 90er Jahren eingehend untersucht. Es gibt drei Familien oder Gruppierungen von DMNT: Dnmt1, Dnmt3a und Dnmt3b.

Die Dnmt1-Beamten (nennen wir sie Beamte #1) sind für die Instandhaltung zuständig. Wenn die Zelle eine neue Tochterzelle mit ihren eigenen genetischen Anweisungen erzeugt, sind diese Beamten dafür verantwortlich, dass sowohl die neue als auch die alte DNA dieselben Methylierungsmuster aufweisen, welche die ursprüngliche DNA vor der Erzeugung der neuen Zelle hatte. In der Bibliothek sind diese Beamten dafür vorgesehen, dass die roten Bänder auf der neuen Schriftrolle an denselben Stellen wie zuvor angebracht werden.

Wir müssen verstehen, welche Auswirkungen das hat. Bändermuster (also Methylierung) sind von einer Zelle zur anderen vererbbar, genau wie die Grundbuchstaben auf einer Seite. Daher können sich Dinge, die die Methylierung in den Zellen beeinflussen, ein Leben lang auf den Organismus auswirken, da diese Muster von einer Gruppe von Beamtinnen und Beamten getreu auf eine andere übertragen werden. Außerdem gibt es immer mehr Beweise dafür, dass die Methylierung auch zwischen verschiedenen Organismen vererbt werden kann, und nicht nur zwischen den Zellen eines einzelnen Organismus. Im Grunde erbst du nicht nur die DNA deiner Eltern (die Schrift auf der Schriftrolle), sondern wahrscheinlich auch zumindest Teile ihrer Methylierungsmuster (wo die Bänder angeordnet sind).

Wenn DMNT-1 für die Beibehaltung der gleichen Bandmuster verantwortlich ist, an wen können wir uns dann wenden, um diese Bandmuster zu verändern? Dafür eignen sich die Beamten Nr. 3-a und Nr. 3-b. Wenn wir die Regale der Bibliotheken durchsuchen, können wir einige 3-a sehen, die herumlaufen und ihre roten Bänder an neuen Stellen anbringen. Doch Obacht, auch wenn du in den meisten Bibliotheken der Siedlungen suchst, wirst du kaum solche vom Typ 3-bs finden.

Das liegt daran, dass Dnmt3a für den größten Teil der Lebenszeit des Organismus das Sagen hat. Und als Erwachsener, der dieses Buch liest, wirst du nur in deinem Knochenmark, deiner Schilddrüse und deinen Hodenzellen (sofern zutreffend) nennenswerte Mengen an Dnmt3b haben. Die Rolle der 3b-Beamten ist in der frühen Entwicklung des Organismus am wichtigsten. Danach werden sie immer seltener. 3b's haben auch einen spezialisierten Partner im sich entwickelnden Gehirn. Einen namens Dnmt3L, aber das geht für unsere Diskussion etwas zu sehr in die Tiefe.

Zurück in die Bibliothek! Hier verfolgen wir die Arbeit von Dnmt3a. Wir beobachten sie eine Weile, um ein Muster in den Schriftrollen zu erkennen, die für das Anheften von Bändern erforderlich scheint. Hierbei fallen uns ein paar Dinge auf. Zunächst gibt es ganze Rollenabschnitte, die fast vollständig gemieden werden. Zudem gibt es quasi Klebezettel, die in der Bibliothek angebracht sind. Wenn unser Beamter vom Typ 3a an einem dieser Zettel vorbeikommt, der an einer Schriftrolle befestigt ist, heftet er normalerweise - aber nicht immer - ein Band daran. Warum ist das so?

Nun, die Bereiche, die Dnmt3b nicht methyliert, sind als CpG-Inseln bekannt. CpG-Inseln weisen eine höhere Wiederholungsrate des CpG-Genmusters auf - eine bestimmte Abfolge von Säurebasen oder in unserer Analogie ein wiederkehrender Satz auf den Schriftrollen. Die Position und Länge dieser CpG-Inseln sind bei Mäusen und menschlicher DNA sehr ähnlich, was neben weiteren Beweisen darauf hindeutet, dass sie für die richtige Entwicklung und die Aufrechterhaltung des Lebens insgesamt absolut notwendig sind. Die DMNTs wissen also, dass sie an diesen Bereichen nicht zu sehr herumexperimentieren sollten, um die Schlüsselsequenzen für eine gesunde Entwicklung bei Säugetieren nicht zu verändern.

Was ist nun mit diesen flatternden Klebezetteln? Das sind Histon-Modifikationen, auch bekannt als Histon-Markierungen. Doch, Moment! Was ist Histon denn überhaupt? Wenn wir uns hinter wissenschaftlichen Begriffen verstecken, können wir das alles schwerlich verstehen. In unserer Bibliothek sind des Histons die kleinen Spulen, um die unsere Schriftrollen gewickelt werden, damit das Papier der Bibliothek in einer vernünftigen Ordnung bleibt und nicht aus der Form gerät. Wenn man die menschliche DNA einer einzigen Zelle dehnen würde, käme man auf eine Länge von etwa zwei Metern. Da der durchschnittliche Durchmesser eines Zellkerns in Säugetierzellen sechs Mikrometer beträgt und wir davon ausgehen können, dass die durchschnittliche Länge einer „städtischen Bibliothek" etwa 60 Meter beträgt, würden zwei Meter DNA 120 000 Kilometern an Papierrollen entsprechen! Genug, um die Erde dreimal zu umwickeln. Jetzt können wir ein Gefühl dafür bekommen, warum ein kompakter Speicher wie Histon notwendig ist.

Bevor wir uns mit den Histon-Modifikationen näher befassen, sollten wir das Konzept der Klebezettel etwas eingehender beleuchten, damit wir die epigenetische Kraft der Histone richtig klassifizieren können. Sofern also das Papier eng um viele Schriftrollen gewickelt ist, die dicht beieinander liegen, ist es für die Schreiber verständlicherweise schwer, an diese Teile des Codes heranzukommen. Deshalb werden sie seltener umgeschrieben, was bedeutet, dass ihre Kopien einen geringeren Einfluss auf die Aktivität der Zelle haben. Sie sind so etwas wie die verstaubten Bücher im obersten Regal, die selten gelesen werden. Wenn bestimmte Gene eng um Histone gerollt sind, werden ihre Anweisungen und Wirkungen von der Zelle und dem Organismus weniger gelesen und kommen seltener zum Ausdruck.

David Allis war einer der ersten, der auf diese Weise über Histone nachdachte, und er widersetzte sich damit der gängigen wissenschaftlichen Meinung. Allis erklärte: „*Histone waren schon seit Jahrzehnten als Teil des inneren Gerüsts der DNA bekannt, aber die meisten Biologen betrachteten diese Proteine lediglich als Verpackung oder Füllmaterial für die Gene.*" Das ist ein bisschen so, als würden Wissenschaftler ein Überraschungspaket schnell weiterreichen, nachdem sie schlicht schnell die äußere Verpackung aufreißen, um an das verlockende Geschenk im Inneren zu kommen. Den Wissenschaftlern entgingen dabei mehrere Feinheiten, denn die wichtigsten Aspekte sind in eben dieser Verpackung ausgerechnet in den strukturellen äußeren Schichten enthalten. Allis erkannte dies und nutzte selbst eine Metapher zur Beschreibung dessen: „*Ein Seidenfaden, der zu einem Knäuel verknotet ist, hat ganz andere Eigenschaften als derselbe Faden, den man auftrudelt. Könnte also das Auf- oder Abwickeln der DNA die Aktivität der Gene verändern?*"

1966 machten Allis und sein Forschungsteam eine bedeutende Entdeckung und einen großen Schritt zur Beantwortung seiner Frage. Sie fanden ein Protein, das in der Lage war, die DNA-Spule gewaltsam zu öffnen, bzw. die Rollen so abzurollen und dann wieder aufzurollen. Bei seinen Forschungen zeigte sich, dass die Gene, die neu insoliert worden waren, sich auch anders ausdrückten. Die Schriftrolle trug zwar immer noch dieselben Buchstaben, aber die Anweisungen, die an die Zellen gesendet wurden, hatten sich nun geändert. Man hatte einen weiteren epigenetischen Mechanismus ausfindig gemacht und nachgewiesen!

Allis war auch im Bereich unserer „Klebezettel", den Histon-Modifikationen, kein Unbekannter. Diese umherflatternden Notizen heften sich also quasi an die Spule einer Schriftrolle und wirken wie Markierungen auf unsere DNMTs und andere vergleichbare „Beamte". Die wichtigsten Typen von Klebezetteln, um bei unserer Analogie zu bleiben, sind Acetylierung, Methylierung und Phosphorylierung. So können die Histone etwa auch selbst durch Methylierungen markiert werden. Acetylierungen sind Allis-Proteine, das heißt, sie neutralisieren die positive Ladung des Histons und verringern so die Festigkeit der Bindung zwischen Histon und DNA. Das ermöglicht es den Schreibern, die Schriftrollen zu öffnen und dafür zu sorgen, dass sie häufiger ausgelesen werden. Wenn also die DNA-Methylierung die Wirkung eines Gens verringert, dann erhöht die Acetylierung der Histone die Abrufbarkeit und Bedeutung eines Gens. Allis entdeckte auch, dass Histonmodifikationen von einer Mutterzelle an eine Tochterzelle weitergegeben werden, sobald sich die Zellen teilen. Die Klebezettel und deren Auswirkungen werden also in die neuen Datensätze übertragen, wenn sie kopiert werden. Sie sind weniger dauerhaft als die DNA-Methylierung, die „geklammert" wird und können daher die Zellvermehrung überleben.

Wir können Allis und seine Kollegen als wissenschaftliche Codeknacker bezeichnen. Sie haben erfolgreich versucht, unseren epigenetischen Code zu knacken. Die Sequenzen der Bänder und Klebezettel fungieren als eine Art zelluläre Kommunikation - ein Notationssystem auf molekularer Ebene. Wie bereits erwähnt, war die Sequenzierung des menschlichen Genoms der erste große Schritt auf dem Weg zum Verständnis unseres genetischen Codes. Die in diesem Kapitel erwähnten Wissenschaftler haben dasselbe versucht, allerdings im Bereich der Epigenetik. Das Problem hierbei ist jedoch, dass wir in der Genetik eine saubere und stabile Schrift aus vier paarweisen angeordneten Buchstaben haben. Natürlich ist es schwierig zu erkennen, wie sich diese Schrift auf den gesamten Organismus auswirkt, aber wir haben eine Reihe von Variablen, die wir berücksichtigen müssen. In der Epigenetik hingegen gibt es mehrere Arten von Dynamiken, die alle die Expression, bzw. die Manifestation der DNA beeinflussen und sich im Laufe des Lebens einer einzelnen Zelle oder eines Organismus verändern können.

Es existieren zudem zahlreiche Histon-Modifikationen, Methylierungsmuster und (ein dritter, noch weniger verstandener Akteur) nicht-codierende RNA. Diese epigenetischen Mechanismen stehen in einer hochkomplexen Beziehung zueinander und reagieren unentwegt aufeinander. Es geht nicht darum, dass Histonmodifikationen einfach nur Methylierung verursachen oder umgekehrt - diese Elemente stehen in komplexeren, multidirektionalen Beziehungen zueinander. Es handelt sich um ein molekulares, sich ständig bewegendes Puzzle der Wahrscheinlichkeiten.

Das bedeutet, dass unsere Forscher (genau wie du!) in der Bibliothek stehen und versuchen, besser zu verstehen, wie diese Klebezettel mit den angehefteten Bändern exakt zusammenhängen. Welche Auswirkungen hat das eine auf das andere? Welche Muster können entstehen, und wie dauerhaft und vererbbar sind diese? Das alles ist noch keine unumstößlich feststehende Wissenschaft, über die man sich einig ist und die einen Weg in die Klassenzimmer gefunden hat. Wir befinden uns hierbei aktuell an einem Punkt des Wissens, wo wissenschaftliche Debatten und widersprüchliche Theorien an der Tagesordnung sind.

Wir müssen noch einen weiteren Aspekt der Epigenetik auf molekularer Ebene behandeln, der für unsere Zwecke vielleicht der wichtigste ist: die Vererbbarkeit. In unserer Geschichte der Wissenschaft geht es dabei um eine Gruppe von gelben Inzuchtmäusen und die australische Pionierin der Wissenschaft Emma Whitelaw.

Die gelben Mäuse, um die es hierbei geht, heißen Agouti-Mäuse. Sie wurden über Hunderte von Generationen so gezüchtet, dass sie keinerlei Variationen in ihrer DNA aufweisen. Die gesamte Population in allen Laboren der Welt sind genetisch identische Zwillinge. Und es überrascht daher nicht, dass diese inzuchtbasierte Art ihre eigenen Probleme mit sich bringt. Sie neigen zu Fettleibigkeit, Diabetes, Krebs und haben ein abnormales gelbes Fell. Diese Probleme machen sie zu einem großartigen Versuchsmodell für die Erforschung chronischer Krankheiten, die unsere Industriegesellschaft plagen.

Die gelben Fellmerkmale wurden durch das dominante Allel A verursacht, während normales Fell durch das rezessive Allel A ermöglicht wird. Seltsam hierbei ist, dass genetisch identische Mäuse, die unter genau denselben Laborbedingungen aufgezogen wurden, unterschiedliche Fellfarben aufweisen können - von gelb über gesprenkelt bis hin zum normalen Schwarz. Wie kann das sein, wenn das A dominant ist und daher immer ausgeprägt sein sollte? Whitelaw entdeckte, dass das Agouti-Gen ausgeschaltet wird, wenn das A-Gen stark methyliert wird, und die Mäuse dann eine normale braune Farbe annehmen.

Sie und andere Wissenschaftler experimentierten deshalb mit Variablen, die die Methylierung dieses Gens beeinflussen würden. Zu diesen Variablen gehörten die Ernährung, die Exposition gegenüber schädlichen Chemikalien und ionisierender Strahlung. Veränderungen in der Exposition gegenüber diesen Variablen wirkten sich auf die Methylierung und damit auf die Ausprägung des Agouti-Gens aus. Wenn ein Mäusemuttertier - vor oder während der Schwangerschaft - Veränderungen in diesen Variablen erfahren hatte, wiesen ihre Nachkommen eine andere Variation des Fells und des Körpergewichts auf als eine Kontrollgruppe, die diesen epigenetischen Belastungen nicht ausgesetzt gewesen war.

Und einige dieser Veränderungen blieben nicht nur bei den Nachkommen der Maus, die ihnen ausgesetzt war, bestehen. Sie wurden an die nachfolgenden Generationen weitergegeben, die weiterhin von der Methylierung oder anderen epigenetischen Veränderungen betroffen waren, welche bereits Generationen zuvor stattgefunden hatten.

Wie Whitelaw selbst sagte: „*Es verändert die Art und Weise, wie wir über die Informationsübertragung zwischen den Generationen denken. Momentan glauben wir, dass die Informationen, die wir von unseren Eltern erben, in Form von DNA vorliegen. Unser Experiment zeigt, dass man mehr als nur die DNA erbt. In gewisser Weise ist das offensichtlich, denn was wir von unseren Eltern erben, sind Chromosomen. Und Chromosomen bestehen nur zu 50 Prozent aus DNA. Die anderen 50 Prozent bestehen aus Proteinmolekülen, und diese Proteine tragen die epigenetischen Markierungen und Informationen in sich.*"

Wenn wir die Gene unserer Eltern erben, erben wir ihre gesamten Chromosomen (oder den Inhalt dieser Regale, also ihre Schriftrollen und all das, was darauf geschrieben steht (die DNA)), sowie einige ihrer roten Bänder (Methylierungsmuster) sowie andere epigenetische Markierungen. Das gilt insbesondere für die Epigenetik der Mutter. Zwar werden Teile des epigenetischen Codes gelöscht, wenn ein Spermium auf eine Eizelle trifft, aber es gibt auch Schriftrollen, deren Anweisungen für das Gedeihen einer Zelle oder eines Organismus nicht besonders hilfreich oder sogar schädlich sind. Diese Schriftrollen neigen dazu, über Generationen hinweg stark methyliert zu verbleiben, da sie *nicht* gelöscht werden. Sie behalten die elterlichen Muster der Bänder bei. Vererbte Methylierung kann sich auch auf andere Gene in der Nähe dieser „Problemrollen" auswirken, was auf eine Tendenz hinweist, wie Methylierung über die Generationen weitergegeben werden kann. Das war bei unseren Agouti-Mäusen der Fall.

Anstatt die Mäuse verschiedenen Einflüssen wie Diäten oder Chemikalien auszusetzen, stellen wir uns nun vor, dass diese Mäuse ihre Entscheidungen selbst getroffen haben. Sie wählten die zuckerreiche, eiweißarme Diät oder knabberten an BPA-Plastik. Ihr eigenes Verhalten führte zu diesen Veränderungen in den Methylierungsmustern. Diese Methylierungsmuster wurden über Generationen hinweg vererbt und beeinflussten weiterhin die Ausprägung von Genen in körperlichen Merkmalen.

Nach wessen Theorie klingt das? Das Verhalten einer Generation führt zu Veränderungen in der nächsten. Damit wären wir wieder bei unserem verschrobenen Wissenschaftler, Jean-Baptiste Lamarck, und seiner Theorie der Vererbung von erworbenen Eigenschaften. Wissenschaftlerinnen und Wissenschaftler des 21. Jahrhunderts haben mögliche Mechanismen gefunden, die mit den Implikationen einer weithin diskreditierten Theorie aus dem 19. Jahrhundert in Einklang stehen. Damit wollen wir keineswegs sagen, dass Lamarck Recht hatte - vielmehr mehren sich die Beweise für alternative Arten der Vererbung und der Evolution, jenseits der DNA und der natürlichen Auslese Darwins.

Das Problem dabei ist nur, dass dieser Effekt in Mäusepopulationen und bei einem bestimmten Gen mit bestimmten Merkmalen beobachtet wurde. Wie wir in einem der nächsten Abschnitte erfahren werden, versuchen Wissenschaftler immer noch, Muster der epigenetischen Vererbung in menschlichen Populationen aufzudecken. Objektive Wissenschaft wird immer schwieriger, wenn man das Leben von Organismen nicht kontrollieren, sie nicht zwangsvermehren oder sie nicht verschiedenen Mengen potenziell schädlicher Chemikalien aussetzen darf.

Seit den 50 Jahren, zwischen der Entdeckung der Doppelhelix durch Crick, Watson und Franklin (1953) und dem Humangenomprojekt (2003) war die Genetik das Dogma der Biologie und der wissenschaftlichen Community im Allgemeinen. Wie in unserer Einleitung erwähnt, wurde sie als Gottes Codierung des Lebens, bzw. als Sprache des Lebens gepriesen. In den letzten Jahrzehnten wurde das Gerede über Histone, DNA-Methylierung und nicht-kodierende RNA immer lauter, da wir die Bedeutung des Zusammenspiels zwischen Genetik und allem, was darüber hinausgeht, erkannt haben: *die Epigenetik*.

Von 1990 bis 2000 kamen auf jede veröffentlichte Studie, in der die Epigenetik erwähnt wurde, 100 Studien, die sich mit der Genetik befassten. Doch von 2000 bis 2013 stieg die Zahl der epigenetischen Fallstudien um mehr als das 60-fache. Im gleichen Zeitraum stieg die Zahl der Arbeiten, in denen die Genetik erwähnt wird, nur um wenig mehr als das Vierfache, so dass das Verhältnis von 100:1 auf weniger als 10:1 schrumpfte. Es scheint, dass die epigenetische Forschung (oder zumindest die, welche als solche bezeichnet wird) in wissenschaftlichen

Kreisen einen wahren Höhenflug erlebt. Das deutet auf zwei Dinge hin: 1) Eine Verschiebung der Forschungsgelder in Richtung Epigenetik, was bedeutet, dass mehr Menschen deren Potenzial erkennen, und 2) eine Veränderung im Denken und in der Verwendung des Begriffs Epigenetik als solchen.

Frühere, scheinbar unzusammenhängende Forschungen, die sich mit Methylierung, Histonen oder DMNTs befassten, wurden unter dem Oberbegriff der Epigenetik zusammengefasst. Und wie dieses Buch zeigen wird, kann dieser ein sehr weiter Begriff sein. Die Wissenschaft ist dabei, ein System zu entwickeln, das es ermöglicht, über den Ausdruck der DNA nachzudenken, anstatt sich nur auf das DNA-Skript selbst zu konzentrieren. Ein solches System des Denkens wird oft als Paradigma bezeichnet.

Darwin und die neodarwinistische Genetik haben seit mehr als einem Jahrhundert das Sagen, aber es gibt nun eine neue Generation von Forschern, die sich auf die Epigenetik konzentrieren. Auch, wenn sie nicht gleich nach einer Wachablösung rufen, so fordern sie doch zumindest, dass Conrad Waddington ein wenig präsenter an jenem Tisch sitzt, an dessen Ende Darwin thront. Im Jahrhundert des Neodarwinismus lag der Fokus fest auf dem Gen als einziger Determinante für die Ereignisse des Lebens. Die Tatsache, dass die neuesten Forschungsergebnisse in eine andere Richtung weisen, ist spannend. Wie der Paläobiologe Doug Erwin so treffend formulierte: *„Es gibt nichts, was Wissenschaftler mehr genießen als die Aussicht auf einen ordentlichen Paradigmenwechsel."*

All dieses revolutionäre Gerede mutet radikal an. Es geht nicht darum, die Erkenntnisse der Genetik zu stürzen. Stattdessen müssen wir unsere Disziplin und unseren Verstand für das komplexe, verwobene Netz von Effekten und

Mechanismen öffnen, aus dem unsere zelluläre Bibliothek besteht. Erfolgreiches Theater funktioniert nicht mit einem Drehbuch allein - wir brauchen auch die Schauspieler. Und diese brauchen das Drehbuch ebenso wie die Bühnennotizen, die Anweisungen des Regisseurs, die Requisiten und die Kostüme. Es ist das gesamte Ensemble, das den Ausgang bestimmt, das Publikum begeistert und dafür sorgt, dass dieses mitsamt zukünftigen Generationen wiederkehrt.

Wir entschlüsseln und entdecken also sowohl die *Genetik* als auch die *Epigenetik*. Je tiefer wir in die Materie eintauchen, desto weniger eindeutig sind die Ergebnisse. Je mehr wir sie verstehen, desto weniger können wir Genetik und Epigenetik als voneinander getrennte Bereiche betrachten. Zusammen spielen sie auf der Klaviatur des Lebens - ein Konzert, das du nach der Lektüre dieses Kapitels hoffentlich umso intensiver hören und schätzen wirst.

Verweise:

https://www.tandfonline.com/doi/full/10.1080/21553769.2016.1249033
https://www.nature.com/articles/npp2012112#MOESM1
https://www.nature.com/articles/nrg.2016.83
https://www.nature.com/articles/s41419-019-1524-2#:~:text=cancer%20cells65.-,DNA%2Dbinding%20affinity,modification%20site%2C%20and%20cell%20context.
https://www.ncbi.nlm.nih.gov/pmc/articles/PMC5559844/
Youngson & Whitelaw - Transgenerational Epigentic Effects
Epigenetic inheritance at the agouti locus in the mouse - December 1999- Nature Genetics
https://genomebiology.biomedcentral.com/articles/10.1186/s13059-015-0626-0

Teil Zwei

Die Epigenetik der Menschen

Epigenetics

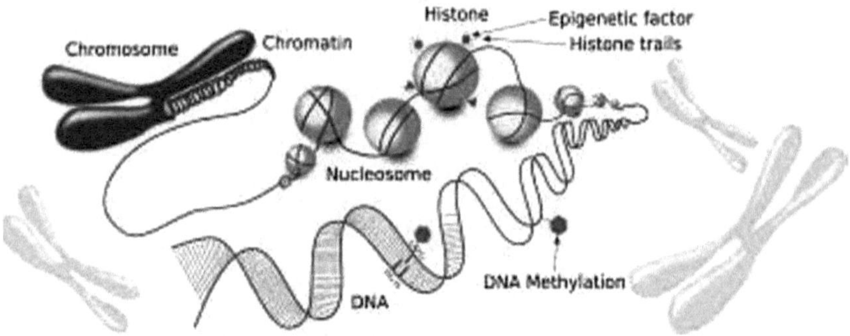

My-mindguide.com

2.1

Die Epigenetik der menschlichen Population zwischen den Generationen - zufällige Experimente der Geschichte

Die Humanwissenschaften sind stets Wissenschaften mit gewissen Unschärfen, weil es aus vielerlei Gründen immer schwieriger ist, das eigene Ich zu verstehen als das Äußere. Bei Experimenten zum Ich ist der Beobachter zwangsläufig auch das Subjekt. Klar definierte abhängige und unabhängige Variablen werden immer ein frommer Wunsch bleiben. Das gilt einerseits für Reisen zur inneren Selbsterkenntnis und spirituellen Einsicht, aber auch für materielle Dinge wie Lebensstil, Ernährung, Biologie und natürlich *Epigenetik*.

In perfekten Laborexperimenten können wir andere Variablen kontrollieren, die bereits erwähnten genetisch identischen Laborratten (oder eben gelbe Mäuse) dafür verwenden und sie, nun ja, wie Laborratten behandeln. Wir können sie schädlicher Strahlung oder Chemikalien aussetzen oder sie schlecht ernähren und dann sehen, wie sich das Ganze entwickelt. Da sie nur in einem perfekt kontrollierten

Labor gelebt haben, können wir verstehen, warum sich die Dinge so entwickelt haben, wie sich das eben vollzog. Abgesehen von einigen der abscheulichsten Momente der Menschheitsgeschichte haben wir jedoch nie diese gleichen Laborbedingungen für Menschen geschaffen - etwas, worüber wir froh sein können! Es ist ethisch nicht vertretbar, alle Aspekte des Lebens eines Menschen zu kontrollieren - manchmal werden sogar absichtlich schädliche Elemente hinzugefügt, um wissenschaftliche Erkenntnisse zu gewinnen. Das hat jedoch dazu geführt, dass unser Wissen über die menschliche Biologie (und die Epigenetik) sehr unpräzise ist. Meistens müssen wir einfach davon ausgehen, dass Menschen Mäusen sehr ähnlich sind.

Glücklicherweise haben uns die Geschichte und die Reproduktionsbiologie ein paar zufällig entstandene Experimente beschert, bei denen, mit etwas Glück, die meisten Variablen in ausreichend großen Populationen kontrolliert wurden, um einige direkte Erkenntnisse darüber zu gewinnen, wie externe epigenetische Faktoren den Verlauf des Lebens beeinflussen. Basierend auf medizinischen Aufzeichnungen haben wir zwei Beispiele für natürliche Experimente mit ausreichender Evidenz anzuführen: *Hongerwinter* in den Niederlanden und die Overkalix-Studie aus Schweden. In der Reproduktionsbiologie gibt es eine Untergruppe, die reich an epigenetischen Erkenntnissen ist: eineiige Zwillinge.

Bevor wir uns ein Individuum ansehen, schauen wir uns die Gruppe genauer an. Wenn wir die Epigenetik in der Bevölkerung untersuchen wollen, können wir die wahrscheinlichen Mechanismen für ein Individuum verstehen und auf dieser Grundlage unseren individuellen Lebensstil auf der Grundlage der neuesten wissenschaftlichen Erkenntnisse in diesem Bereich optimieren.

Laborexperimente sind Ausnahmefälle. Ein Krieg ist ebenfalls ein Beispiel für einen (hoffentlich) außergewöhnlichen Umstand. Das ist auch der Grund, warum wir den Zweiten Weltkrieg und die Niederlande unter der Naziherrschaft als Beispiel für eine Situation nehmen, in der die Realität dem Labor ähnelt.

Im September 1944 verboten die Nazibesatzer den Transport von Lebensmitteln und Treibstoff aus dem Süden der Niederlande in den Norden. Die Besatzer waren damit beschäftigt, diese Güter dorthin zu transportieren, wo die deutsche Armee sie brauchte. So kam es, dass ein Land mit genetisch sehr ähnlichen Menschen, die jahrelang reichlich Nahrung zu sich genommen hatten, plötzlich eine akute Hungersnot erlebte - *Hongerwinter*. Schließlich, am Ende der Blockade, wurde die Lebensmittelversorgung wieder aufgenommen und es gab keinen Mangel mehr. Diese Zeit der Unterernährung von Millionen wurde als *Hongerwinter* oder eben Hungerwinter bezeichnet. Ein weiterer Glücksfall war, dass das medizinische System der Niederlande in vielerlei Hinsicht weltweit führend war und dass sie das Gewicht, die Größe und den Gesundheitszustand ihrer gesamten Bevölkerung über Jahre hinweg sorgfältig protokollierten. Wir haben es hier also mit einem groß angelegten, genetisch kontrollierten Kurzzeitexperiment zu tun, das zuverlässige Daten über die Auswirkungen von Mangelernährung auf Menschen liefert. Eine Tragödie für viele Menschen, aber ein seltener Glücksfall für Biologen.

Wie lauteten nun die Ergebnisse dieses zufällig entstandenen Experiments?

Die Menschen, die während des *Hongerwinter* noch Kinder waren, litten überraschenderweise an chronischen Gesundheitsproblemen. Die Abnormitäten begannen in den 80er Jahren deutlich zu werden, als die Kinder der Frauen, die während dieses Winters schwanger waren, erwachsen wurden. Diese „Hungerkinder" wiesen ebenfalls gesundheitliche Probleme und höhere Raten an Diabetes, Fettleibigkeit und psychischen Erkrankungen auf als andere Vergleichsgruppen. Wir wissen inzwischen, dass Unterernährung im Mutterleib dazu führt, dass sich der Körper des Babys stärker auf die Speicherung von Fett einstellt. Bei näherer Betrachtung stellte sich heraus, dass auf der DNA, die das Wachstum und die Entwicklung steuert, Methylierung (du erinnerst dich - die angehefteten roten Bänder der Bibliothek) eingesetzt hatte. Der Mangel an Nahrung des Fötus hatte epigenetische Veränderungen verursacht, die bis ins Erwachsenenalter nachwirkten.

Faszinierenderweise wurde auch ein Unterschied darauf bezogen festgestellt, inwiefern sich der Zeitraum der Schwangerschaft mit der sechsmonatigen Hungersnot überschnitt. Wenn die schwangere Mutter bereits im sechsten Monat schwanger war, als die Hungersnot begann, war der Fötus in seinen letzten Monaten unterernährt. Das Kind kam zwar unterdimensioniert zur Welt, konnte aber einen Großteil des anfänglichen Verlustes wieder wettmachen und hatte daher später im Leben weniger gesundheitliche Komplikationen zu befürchten. Wurde die Mutter jedoch in der Mitte des *Hongerwinter* schwanger und brachte ihr Kind sechs Monate nach dessen Ende zur Welt, war das Neugeborene wahrscheinlich näher am durchschnittlichen Geburtsgewicht aller Kinder. Allerdings war es wahrscheinlicher, dass diese Person ihr Leben lang krank sein würde. Diese Ergebnisse sind auf den Zeitpunkt des negativ wirkenden Stresses der Unterernährung der Mutter zurückzuführen. Wenn die Hungersnot in den späten Entwicklungsmonaten des Fötus auftrat, in denen er den größten Teil seines Gewichts vor der Geburt zulegt, war das Baby kleiner. Wenn der Stress jedoch zu einem früheren Zeitpunkt in der Entwicklung auftrat (als die DMNT-1-Bibliotheksbeamten noch ihre frühesten Anweisungen an die Schriftrollen hefteten), dann wäre dieser kritische Prozess gestört worden, Fehler hätten sich eingeschlichen und das spätere Leben des Menschen wäre durch die problematische Kodierung negativ beeinflusst worden.

Die Geschichte wird noch etwas komplizierter. Als nach der Jahrtausendwende die Enkelkinder der hungernden Mütter, also die Kinder der „Hungerkinder" untersucht wurden, stellten die Wissenschaftler höhere Raten derselben problematischen Gesundheitszustände fest. Die ersten Ergebnisse deuten also darauf hin, dass bestimmte Stressfaktoren oder äußere Bedingungen die Gesundheitsfolgen über zwei oder sogar drei Generationen hinweg beeinflussen können. David Allis, der Histonexperte aus dem letzten Kapitel, meinte dazu: *„Gene können nicht eine ganze Population in nur zwei Generationen verändern, aber eine gewisse Form der Erinnerung an Stoffwechselerscheinungen könnte vererbbar geworden sein."* Wie jeder seriöse Wissenschaftler fügte auch er einige warnende Worte zu dem hinzu, was wir wissen und was nicht. Obwohl es einige eindeutige, spezifische Fälle von nicht-genetischer (epigenetischer) Vererbung gibt, wird immer noch geforscht, was zwischen den Generationen weitergegeben wird und was nicht.

Wir wissen zum Beispiel, dass, wenn eine Mutter in ihrer Kindheit einen Arm verliert, die Arme ihrer Kinder davon unberührt bleiben. Wir wissen auch, dass eine Frau, die einer nuklearen Strahlung oder einer Chemikalie wie Agent Orange ausgesetzt war, das Leben ihrer Kinder damit stark beeinträchtigte. Wir haben jetzt eindeutige Beweise dafür, dass eine Frau, die einen Teil ihres Lebens unterernährt ist, wahrscheinlich auch ihre Kinder in Mitleidenschaft ziehen wird. Die Frage, ob psychischer Stress, das Maß an Bewegung, die Art der Ernährung, Traumata und die Qualität der Beziehungen dazu führen können, dass epigenetisches Material von einer Generation an die nächste weitergegeben wird, steht jedoch noch zur Debatte. Es gibt immer mehr Forschungsergebnisse und experimentelle Belege bei vergleichbaren Säugetieren, die darauf hindeuten, dass mehr und mehr dieser Faktoren über etliche Generationen hinweg relevant sind. Ob sich diese Umweltfaktoren auf unsere eigene Epigenetik auswirken, und damit auf unser eigenes Leben, ist die Frage aller Fragen. Die zunehmenden Beweise legen nahe, dass dies zutrifft. Wir können sicher sein, dass unsere Entscheidungen die Ausprägung unserer ansonsten festen DNA beeinflussen, und wir haben guten Grund zu der Annahme, dass unsere Entscheidungen auch die Ausprägung der DNA unserer Kinder beeinflussen werden.

Werfen wir nun einen Blick über die Ostsee nach Schweden, genauer gesagt in eine wenig bekannte nördliche Provinz namens Överkalix. Dieses natürliche Experiment verdanken wir den wunderbar detaillierten und umfassenden

Aufzeichnungen der Schweden des 19. Jahrhunderts und der relativen Abgeschiedenheit dieser Gemeinde. Die Stichprobengruppe ist deutlich kleiner als die Millionen der Betroffenen im *Hongerwinter*. Dieses zufällige Experiment umfasste 303 Erwachsene und 1818 Kinder und Enkelkinder, mit detaillierten historischen Aufzeichnungen, die mit dem Jahr 1890 beginnen und 1995 enden. Wir haben Daten zum Gesundheitszustand der Menschen sowie zu den Ernten und Lebensmittelpreisen, die als Indikator für die Verfügbarkeit von Lebensmitteln dienen.

Es wurden verschiedene intergenerationale Effekte beobachtet. Von besonderem Interesse waren die Effekte, die von Männern und Vätern weitergegeben werden. Die Söhne von früh rauchenden Vätern hatten einen höheren BMI, aber der gleiche Effekt war bei den Töchtern nicht signifikant ausgeprägt. Hatte der Großvater zudem Zeiten von Fasten und Hungersnöten erleben müssen, war die Wahrscheinlichkeit für den Enkel größer, Herzprobleme zu bekommen, während die Enkelin davon scheinbar nicht betroffen war. Die Herzgesundheit der Enkelin wurde nur durch die Mangelernährung ihrer Großmutter beeinträchtigt. Die Auswirkungen von Müttern auf ihre Kinder sind in der Regel leichter zu entdecken als die von Vätern auf ihre Kinder, und das ist einer der Gründe, warum *Överkalix* so bedeutungsvoll ist: Auswirkungen wurden sowohl auf der väterlichen als auch auf der mütterlichen Seite beobachtet.

Das ist ein wichtiger Punkt. reale epigenetische Vererbung liegt vor, wenn die Methylierungs- oder Histonmuster direkt von der DNA einer Generation an die der anderen weitergegeben werden. Dies wird als elterliche Prägung bezeichnet. Die Wissenschaftler, welche die elterliche Prägung leugnen, behaupten stattdessen, dass die Umgebung im Mutterleib einer ungesunden Frau im Laufe der Entwicklung epigenetische Veränderungen beim Fötus verursacht, anstatt dass epigenetische Muster direkt über das genetische Material kopiert zu bewerten. Darüber hinaus gibt es auch die These, dass, wenn eine schwangere Frau einem externen Stressfaktor ausgesetzt ist, der die Epigenetik verändern kann, dieser auf drei Generationen wirken werden kann. Die erste Generation ist die Mutter selbst, die zweite Generation ist der Fötus in ihrem Bauch und die dritte Generation ist das künftige Enkelkind, das im Wesentlichen aus den sich in den Genitalien des Fötus entwickelnden Keimzellen entsteht. Wir können also argumentieren, dass ein äußerer Stressfaktor drei Epigenetik-Sets direkt beeinflussen kann, und dies ohne den Mechanismus der elterlichen Prägung. Die Beobachtung des Effekts in der vierten Generation würde unwiderlegbar beweisen, dass eine epigenetische Vererbung stattgefunden hat.

Die Wissenschaftler, die die elterliche Prägung beim Menschen leugnen, haben weitere Argumente, wenn es um die Auswirkungen der Mutter geht, aber der Fötus wächst eben *nicht* im Inneren des Vaters auf. Es gibt nur einen Schuss DNA im Sperma, und das war‘s. Wenn wir also eine epigenetische Vererbung über die väterliche Linie beobachten können, dann können wir sicher sein, dass es sich nicht um Umweltfaktoren im Mutterleib handelt. Es gibt viele Beispiele dafür bei Laborratten, aber Överkalix war eines der ersten, wo wir dies beim Menschen nachweisen konnten. Es stimmt zwar, dass wir die elterliche Prägung nur bei 1-2 % der menschlichen Gene erkennen, aber wir haben zweifellos Fälle, in denen dies vorkommt, und wir finden jeden Tag weitere Daten, die darauf hindeuten.

Die Beweise stehen noch aus, aber wenn sie sich als richtig erweisen, dann haben wir einen Präzedenzfall, in dem die Ernährung und der Lebensstil deiner Großmutter sich auf dich auswirkt, und deine Ernährung und dein Lebensstil wiederum auf deine Enkel.

Auf welche Weise wirkt sich dieses Wissen auf unser Leben aus?

Nun, Chancen und Gefahren sind zwei Seiten derselben Medaille. Während die einen sehen, dass ihre schlechten Lebensentscheidungen ihre Nachkommen plagen, erleben andere, dass ihre Entschlossenheit und Tugendhaftigkeit ihren Sprösslingen zugutekommt. Das eine Glas ist halb leer und konzentriert sich auf den Schaden, den wir anrichten könnten, während das andere halb voll ist und die epigenetischen Gaben hervorhebt, die wir vererben könnten.

Egal, welche Sichtweise du einnimmst, eines ist sicher: Mit diesem Wissen steht viel auf dem Spiel. Die Entscheidungen, die du in deinem Leben triffst, betreffen dich am meisten, klar, aber das ist längst nicht alles. Deine Handlungen wirken sich über Generationen hinweg aus.

Vor diesem Hintergrund ist dieses Buch noch elementarer geworden. Am Ende dieses Abschnitts kommen wir zu den modernen wissenschaftlichen Ratschlägen, und im nächsten schauen wir uns frühere Erkenntnisse an, die uns auf dieselbe Weise leiten sollten.

2.2

Zwillinge und die Epigenetik - doppelte Auswirkungen und Probleme

Wenn Diamanten die besten Freunde eines Mädchens sind, dann sind eineiige Zwillinge die besten Freunde eines Genetikers. Zwillinge sind eines der menschlichen Experimente, die uns die Natur zur Verfügung gestellt hat, ohne dass wir uns in ethisch fragwürdige Bereiche begeben müssen. Die Untersuchung von eineiigen Zwillingen kann uns Einblicke in das Gleichgewicht von Natur und Erziehung oder - wie wir es heute nennen - Genetik und Epigenetik geben.

Eineiige Zwillinge entstehen, wenn sich die *Zygote*, also die befruchtete Eizelle, in zwei Zygoten aufspaltet. Da beide Zygoten aus derselben Eizelle und demselben Spermium stammen, sind die Zygoten genetisch und epigenetisch identisch. Wenn die Zwillinge - nennen wir sie Lara und Lyra - geboren werden, sind sie zwar immer noch genetisch identisch, aber sie werden sich epigenetisch leicht unterscheiden. Das liegt daran, dass sie im Mutterleib sehr unterschiedliche Erfahrungen und Nährstoffbedingungen durchlebt haben, die wahrscheinlich zu sehr kleinen Abweichungen im Verhalten ihrer „Bibliotheksbeamten" und im Umgang mit den Schriftrollen in ihren Regalen führen.

Wenn die Zwillinge dann aufwachsen, werden sie unterschiedliche Lebensstile haben. Nehmen wir an, Lara wäre als Kleinkind aktiver und liebt es, im Garten auf und abzurennen. Lyra isst ihr gesamtes Gemüse, aber Lara isst nur Pommes und Fleisch. Es gibt einige Unterschiede in ihrer Umgebung und ihrem Lebensstil, aber im Grunde leben sie im selben Haus und werden mit ähnlichen Dingen gefüttert. Ihre epigenetische Situation wird sich nun etwas stärker unterscheiden als bei ihrer Geburt, aber es wird dennoch keine großen Unterschiede geben.

Dann, wenn das Leben komplexer wird, setzt Lyra sich selbst sehr unter Druck, indem sie versucht, in der Schule und in ihren Beziehungen perfekt zu sein. Lara hingegen ist tiefenentspannt. Nichts scheint sie aus der Ruhe zu bringen. Lara beginnt irgendwann, viel Bier zu trinken und fängt an zu rauchen, aber Lyra trinkt nur ab und zu ein Glas Rotwein. Lyra fängt als Maschineningenieurin in einer Chemiefabrik an, während Lara die freie Natur liebt und im Wald arbeitet. Lara beginnt mit Meditation und Yoga, während Lyra sich Medikamente verschreiben lässt, um ihren Stress zu bewältigen. Schon bald beginnen sich ihre Lebensstile, Erfahrungen und Belastungen drastisch zu unterscheiden. Wir sollten in der Lage sein, deutlich unterschiedliche Methylierungs- und Histonmuster in den Zellkernen zu finden. Dank der wundersamen technischen Fortschritte in der Genetik und der epigenetischen Kodierung, die wir im letzten Abschnitt besprochen haben, verfügen wir heute über die Techniken und Mittel, um spezifische Unterschiede in den Methylierungs- und Histonmustern in

Echtzeit zu beobachten und zu verfolgen, und dass ein Leben lang! Genau diese epigenetischen Unterschiede in ihren Zellen werden sich auf ihre Gesundheit, ihre Mentalität und ihren Lebensstil auswirken. Die Unterschiede in den Zellkernen werden ihr Leben maßgeblich prägen. Und wie wir in diesem Kapitel besprochen haben, können diese auch Unterschiede im Leben ihrer Kinder und vielleicht sogar Enkelkinder verursachen.

Diese entstehenden epigenetischen Unterschiede können dazu führen, dass sich das Leben, die Vorlieben und die Gesundheit von ansonsten genetisch identischen Zwillingen deutlicher unterscheiden als die von entfernten Cousins und Cousinen. Das sind nicht nur triviale Dinge, sondern auch solche, die über Leben und Tod entscheiden, wie z. B. die Wahrscheinlichkeit des Auftretens von Krebs oder Herz- und Geisteskrankheiten. Aus wissenschaftlicher Sicht ist das Wunderbare an Zwillingen, dass wir dieses faszinierende Experiment beobachten können, bei dem wir am gleichen Punkt beginnen und getrennt enden, um uns ein Bild davon zu machen, wie Lebensstilentscheidungen das Leben beeinflussen. Mehr noch, wir können die Häufigkeit verschiedener Krankheiten bei eineiigen und zweieiigen Zwillingen untersuchen und feststellen, wie bedeutend die Genetik im Vergleich zu den Bedingungen unserer Umwelt für das Auftreten von Gesundheitsproblemen ist.

Da wir davon ausgehen können, dass das Lebensumfeld von zweieiigen Zwillingen und eineiigen Zwillingen ähnlich ist, können wir bei einer Krankheit oder einem Merkmal, das eineiige Zwillinge wahrscheinlich teilen, davon ausgehen, dass es sich um einen Zustand handelt, der hauptsächlich durch die Genetik bedingt ist. Umgekehrt können wir bei einer Krankheit, die ein Zwilling erleidet und der andere nicht, davon ausgehen, dass die Krankheit eher durch die Umwelt, bzw. durch epigenetische Faktoren verursacht wird. Die folgende Grafik zeigt die Erkrankungsraten zwischen Zwillingen beider Typen.

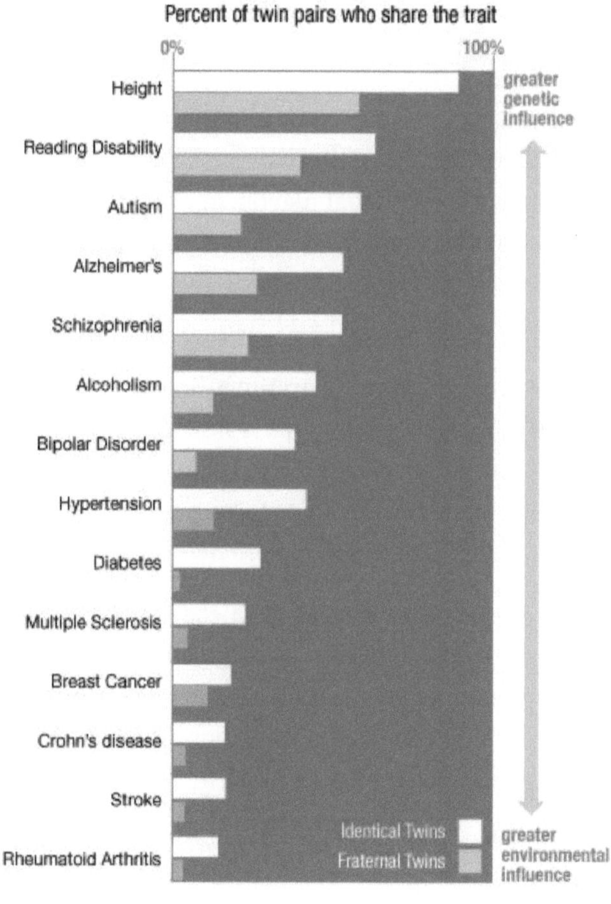

[1]

1 Quelle: https://learn.genetics.utah.edu/content/epigenetics/twins

Das ist wichtig für uns, um unsere Umwelt in den Fokus zu nehmen, damit wir letztendlich unsere Epigenetik und unsere Lebensumstände verbessern können. Die Erkrankungen auf der linken Seite dieser Grafik sind vielleicht schwieriger durch Lebensstilentscheidungen und veränderte Lebensbedingungen zu verringern. Die Gesundheitsprobleme auf der rechten Seite der Skala sind jedoch eindeutig solche, die wir durch unser eigenes Verhalten und unsere Entscheidungen erheblich beeinflussen können. Diejenigen, auf die wir am meisten Einfluss nehmen können, sind auch diejenigen, die unsere Gesellschaft am meisten belasten, wie Bluthochdruck, Diabetes, Krebs, Schlaganfall und Arthritis. Wie du dieses Konzept interpretierst, hängt davon ab, ob du das Glas als halb leer oder halb voll ansiehst. Veranschaulichen wir uns das einmal auf kreative Weise, indem wir uns für einen Moment von wissenschaftlichen Begriffen lösen.

Ein Pessimist könnte argumentieren, dass unsere Lebens- und Umweltbedingungen so schlecht sind, dass die Krankheiten, unter denen die Menschen in der entwickelten Welt am meisten leiden, alle epigenetisch bedingt sind: „*Leben wir nicht unter so giftigen und ungesunden Umständen?*"

Ein Optimist würde etwas anderes behaupten. Wenn dies die am weitesten verbreiteten Krankheiten sind, die den größten Schmerz und das meiste Leid in unserer Welt verursachen, haben wir dann nicht das Glück, dass wir die Macht haben, die Häufigkeit unserer Leiden zu verringern? „*Was für eine Chance zur Verbesserung!*", würde er sagen.

Auf den verbleibenden Seiten dieses Buches werden wir ein wenig der negativen Sichtweise erörtern, um die toxischen Elemente in unserem Leben zu identifizieren, die diese

Probleme verursachen. Aber eigentlich ist dies das Buch des Optimisten. Wir konzentrieren uns darauf, wie wir diese toxischen Elemente vermeiden können, um unsere Chancen zu verbessern, und - was noch wichtiger ist - welche Therapien es gibt, um die epigenetischen Schäden zu reparieren, die wir bereits erlitten haben. Wenn wir dieses Lebenswerk, *diesen Heilungsweg*, beschreiten, werden wir ein besseres Leben für uns selbst schaffen und unseren Nachkommen das bestmögliche Epigenom übergeben können. Sie werden es mehr denn je brauchen, denn sie erben unsere Erde.

2.3

Wissenschaftliche Theorien & Methoden der realen Welt: Ein abschreckendes Beispiel

Wir sollten noch einmal zu betonen, wie innovativ und erhellend die Forschung ist, die sich mit epigenetischen Mechanismen beschäftigt. Im ersten Teil dieses Buches haben wir erwähnt, dass Wissenschaftler erst vor kurzem (in den letzten 18 Monaten) eine Technik entwickelt haben, mit der sie die „Ziegelsteine in den Siedlungen" unserer Zellkerne klar sehen können. In gewisser Weise ist die gesamte Geschichte des genetischen Verständnisses eine Geschichte der Vergrößerung. Den Anfang machte Robert Hooke im Jahr 1665, als er zum ersten Mal ein Mikroskop auf einem Stück Korkrinde einsetzte, um die Zelle zu entdecken. Im Jahr 1835 kam Robert Brown der Sache noch näher und fand den Zellkern. Im Jahr 1953 entdeckten Watson, Crick und Franklin die Form des DNA-Chromosoms. Im Jahr 2003 wurde das Humangenomprojekt abgeschlossen, und wir hatten uns bis auf die Ebene der Basenpaare in der DNA heruntergezoomt. Jetzt, in den 2020er Jahren, schauen wir uns die Methylierung an - die Aufhänger an den Basenpaaren des Chromosoms. Und mit jeder weiteren

Vergrößerungsstufe verstehen wir die Mechanismen des organischen Lebens besser.

Manche Dinge kann man jedoch nur entdecken, wenn man herauszoomt und ganze Organismen - oder sogar ganze Populationen von Organismen - betrachtet. Wir können nicht einschätzen, wie sich die Unterernährung eines Menschen und seiner Kinder auswirkt, wenn wir uns nur dessen Chromosomen ansehen. Wir müssen ihr Leben zusammen mit dem Leben vieler anderer Menschen in einer effektiven Stichprobengruppe untersuchen. Wir können nur dann Fortschritte im generellen Verständnis machen, wenn wir Entdeckungen im großen Maßstab mit den Erkenntnissen aus dem kleinsten Maßstab, zu dem wir Zugang haben, verbinden. Erst wenn wir beide Seiten untersucht haben, können wir anwendbare Theorien finden und sie in die Praxis umsetzen, um unser Leben zu verbessern. In diesem Kapitel geht es um nicht weniger als das. Was können wir als Einzelpersonen auf der Grundlage wissenschaftlicher Erkenntnisse tun, um unsere Epigenetik zu verbessern und unseren Körper und Geist zu heilen?

Bevor wir die neuesten wissenschaftlichen Erkenntnisse nutzen, um diese Antworten zu finden, ist es sicherlich aufschlussreich, einen Blick in die Vergangenheit zu werfen. In eine Zeit, in der wir noch nicht so viele wissenschaftliche Erkenntnisse hatten. Das kann uns helfen zu verstehen, wie diese früheren Theorien uns zu bestimmten Methoden und Praktiken geführt haben, von denen einige auch heute noch Bestand haben, während andere, die tendenziell Schaden anrichten, ausgesondert wurden. Auf das indirekte Verständnis der Epigenetik in der Antike werden wir im dritten Teil dieses Buches eingehen, doch jetzt wollen wir erst einmal die guten und schlechten Theorien der letzten 150 Jahre über die menschliche Gesundheit und ihre Umwelt beleuchten.

1859 wurde Charles Darwins *„Über die Entstehung der Arten“* veröffentlicht, in dem er den Prozess der natürlichen Auslese, der die Evolution der Tiere vorantreibt, erforschte und erläuterte. In diesem Buch gibt es eine faszinierende Auslassung: uns selbst. Er hat das Thema Mensch nicht aufgegriffen, wahrscheinlich weil er wusste, welche Wellen das schlagen würde. Deshalb veröffentlichte er 1871 sein zweitberühmtestes Werk: *„Die Abstammung des Menschen und die geschlechtliche Zuchtwahl”*. Schon der Titel verrät, dass es in diesem Buch um den Menschen und seine enge Verwandtschaft mit den Tieren geht und dass auch er den Gesetzen der Evolution unterworfen ist. Das war ein ziemlich großer Sprung in einer Gesellschaft, in der viele glaubten, dass die Welt und ihr gesamter Bestand erst vor weniger als 10 000 Jahren erschaffen worden war und in der die Menschen als göttlich geschaffene Hüter der Erde angesehen wurden - getrennt von den Tieren.

Wie wir aus Teil 1 dieses Buches wissen, gab es im 19. Jahrhundert zwei große konkurrierende Evolutionsphilosophien: Der Darwinismus und der Lamarckismus. Beide basierten auf der Idee, dass die Umwelt eines Organismus seine Entwicklung beeinflusst, wenn auch durch zwei unterschiedliche Mechanismen: 1) Natürliche Auslese von mutierten Merkmalen und 2) Vererbung von erworbenen Merkmalen. Mit diesen beiden Punkten im Hinterkopf verstanden die zeitgenössischen Denker, dass die Evolution von der Umwelt abhängt und dass die Evolution auch auf den Menschen zutrifft, so dass sie zu dem Schluss kamen, dass unsere Umwelt auch unsere Evolution bestimmt.

Damit verbunden war die Erforschung der Ursprünge der Menschheit. Darwin und andere glaubten an die Monogenese, was bedeutet, dass ein menschlicher Vorfahre an einem bestimmten Ort (wahrscheinlich Afrika) entstanden ist und die Welt bereist und bevölkert hat. Umweltfaktoren wie Klima und Ernährung führten dazu, dass sich die körperlichen Merkmale der Menschen voneinander unterschieden - unsere Größe, unsere Hautfarbe, unser Knochen- und Muskelaufbau und so weiter. Dies war eine Denkschule der Rassentheorie, die davon ausging, dass Umweltfaktoren die Unterschiede in der menschlichen Evolution verursacht haben.

Wissenschaftler von heute und damals sind sich einig, dass Evolution gleichbedeutend mit Veränderung ist. Aber ob diese Veränderung gut oder schlecht ist, ist subjektiv, und plötzlich sind wir uns dann doch uneinig. Aus objektiver, wissenschaftlicher Sicht gibt es keine positive oder negative Evolution, sondern nur eine Anpassung an veränderte Umweltfaktoren. Einige Vögel auf abgelegenen Inseln haben ihre Fähigkeit zu fliegen verloren, weil es in ihrer Umgebung keine Raubtiere mehr gab und sie deshalb nicht mehr fliegen mussten, um zu überleben. Das ist weder gut noch schlecht. Einige würden jedoch behaupten, dass diese Vögel eine wichtige und entscheidende Eigenschaft verloren haben. Andere würden erwidern, dass sie sich aufgrund des fehlenden evolutionären Drucks weiterentwickelt haben. Nach den großen Sprüngen im biologischen Denken im 19. Jahrhundert dauerte es nicht lange, bis manche die gleiche Analyse auf den Menschen anwendeten: Bei negativen Umweltfaktoren oder einem Mangel an Wettbewerb könnten sich auch die Menschen zurückentwickeln. Ihre Schlussfolgerung: An einem bestimmten Punkt droht die menschliche Spezies zu degenerieren.

Die meisten Menschen, die mit diesen evolutionären Ideen in Berührung kamen, waren weiße, männliche und reiche westliche Intellektuelle, die glaubten, dass die meisten Menschen anderer Hautfarbe und anderer Klassen von ihnen losgelöst und anders seien. Viele dieser Denker sahen diese „Anderen" als eine abweichende Gruppe, Rasse oder Spezies und in der Regel als irgendwie minderwertiger, weniger zivilisiert oder weniger entwickelt an. Die Gefahr der Degeneration der menschlichen Spezies bedeutete dieser Meinung nach, dass es in Zukunft weniger „großartige Menschen wie sie" und mehr „schlechte Menschen" geben würde. Diese verteufelte Zukunft könnte auf zwei Arten eintreten. Zum Einen bekommen die „anderen Menschen" mehr Kinder als die „eigene Rasse", so dass sich das Bevölkerungsgleichgewicht verschiebt, zum Anderen würden die vermeintlich höher Entwickelten in einem negativen Umfeld schließlich degenerieren.

Diese Dichotomie bezieht sich auf den zentralen Gegensatz zwischen Natur und Erziehung, den wir bisher diskutiert haben. Der erste „Pfad in die Finsternis" ist die Natur, bei der sich die vermeintlich minderwertige DNA durch hohe Geburtenrate verbreitet, während die vermeintlich positive DNA auf die wenigen Kinder der bevorzugten Gruppe beschränkt ist. Die Eigenschaften sind, dieser Philosophie folgend, festgelegt und werden vererbt - du hast gutes oder schlechtes Blut und das war's. Die zweite Option ist die Erziehung, bei der Umweltfaktoren die Eigenschaften einer Person und ihre DNA mitbestimmen - das Umfeld, in dem jemand aufwächst, bestimmt dessen Werdegang. Im Laufe des 20. Jahrhunderts haben verschiedene

Gruppen in verschiedenen Ländern diese beiden Ansätze mit sehr unterschiedlichen Ergebnissen erforscht. Sie hatten jedoch alle das gleiche Ziel: die Menschheit zu verbessern.

Lassen Sie uns zunächst kurz die Ergebnisse der Naturtheorie betrachten. Francis Galton, der englische Universalgelehrte des 19. Jahrhunderts, nutzte sein Wissen über Statistik und genetische Vererbung, um Genies und Krankheiten zu untersuchen. Er untersuchte Gruppen von brillanten Künstlern, Musikern und Philosophen und verglich sie mit Familien von geistig oder körperlich Kranken oder Menschen mit Drogenproblemen. Er fand, was er als statistischen Beweis für vererbte Fähigkeiten und Behinderungen beim Menschen ansah. Er prägte auch den Begriff Eugenik, was so viel bedeutet wie „aus guten Genen". Er sah in der Menschheit das Potenzial, positive Eigenschaften hinein- und problematische herauszuzüchten. Er hinterließ auch eine Warnung: „*Übereifer, der zu übereiltem Handeln führt, würde Schaden anrichten, indem er Erwartungen an ein nahes goldenes Zeitalter weckt, die sich mit Sicherheit als falsch erweisen und die Wissenschaft* (also die Eugenik) *in Verruf bringen würden.*"

Verschiedene politische Gruppen auf der ganzen Welt versuchten, die Eugenik als Schutz gegen das einzusetzen, was sie als Degeneration betrachteten. Dies führte zu Sterilisationsgesetzen und anderen unmenschlichen eugenischen Praktiken in den USA, Europa und anderen Ländern der Welt. Mit diesen Gesetzen sollte verhindert werden, dass sich die vermeintlich Minderwertigen - also verschiedene Gruppen - fortpflanzen und das evolutionäre Gleichgewicht in der Bevölkerung „verschlechtern".

Obwohl viele der Theorien ihren Ursprung in den USA, Großbritannien und den nordischen Ländern hatten, war das extremste, berühmteste und schrecklichste Beispiel für angewandtes eugenisches Gedankengut das Dritte Reich in Nazi-Deutschland.

Wenn die hasserfüllten Ideen auch aus dem Ausland importiert wurden, so reiften sie doch in Deutschland voll aus, wo die eugenische Säuberung von Juden, Zigeunern, Slawen, Schwulen und Schwarzen als vielleicht zentrales Ziel und Zweck der Gesellschaft strukturiert wurde. Wir alle kennen die Schrecken, das Trauma und den Schmerz, die aus dieser Praxis einer vermeintlich wissenschaftlichen Theorie auf die reale Welt resultierten.

Die Eugenik wurde vollständig mit dieser Unmenschlichkeit in Verbindung gebracht und geriet daher in den Nachkriegsjahren in Misskredit. Galtons prophetische Warnung vor jemandem, der die Eugenik mit „Übereifer" anwendet und „ein goldenes Zeitalter" ankündigt, passt gut zu Hitlers Ausrufung eines utopischen Tausendjährigen Reiches mit der damit verbundenen Endlösung. Angesichts der Art und Weise, wie die Eugenik in Deutschland und anderen Ländern angewandt wurde, ist sie im 20. Jahrhundert verständlicherweise - und wohl zu Recht - als gefährliche Pseudowissenschaft in den Mülleimer der Geschichte gewandert.

Kommen wir nun zur zweiten Seite: der Erziehung, bzw. Prägung. In der Diskussion über die menschliche Evolution und Degeneration wurde befürchtet, dass eine negative Umwelt schlechte Menschen hervorbringen würde. Das 18. und 19. Jahrhundert war in Westeuropa die Zeit der industriellen Revolution und der großen Urbanisierung. Innerhalb kürzester Zeit drängten sich arme Menschen vom Land in die Städte und arbeiteten endlose Stunden in schwierigen und gefährlichen Berufen, weit weg von den Bauernhöfen, die frische Lebensmittel produzierten. Karl Marx sah die Entstehung des Proletariats, während andere wissenschaftliche Zeitgenossen dies als den Beginn der Degeneration der Menschheit ansahen. Mit diesem Wandel ging eine Lawine sozialer und gesundheitlicher Probleme einher, darunter eine Zunahme von Krankheiten wie Cholera, Pocken, Typhus, Geschlechtskrankheiten und Tuberkulose. Dieser Wandel ging auch mit einer Zunahme von Kriminalität, Alkoholismus, Prostitution, Landstreicherei, Kinderbetteln und Gewalt sowie anderen psychischen und physischen Störungen einher. Viele Beobachter sahen diese Probleme als Folge der menschlichen Degeneration und glaubten, dass die Menschen in jeder Hinsicht schlechter wurden.

Wenn die eugenische Lösung darin bestand, möglichst viele dieser Menschen an der Fortpflanzung zu hindern, bestand die andere, liberalere Lösung darin, die Umwelt zu verbessern und damit auch die Menschen zu verbessern. Dies war eine Form des Sozialdarwinismus und wurde mit sozialer Hygiene und Wohlfahrt in Verbindung gebracht. Man forderte die Abschaffung der städtischen Massenbehausungen zugunsten besserer Vorstadtsiedlungen, den Anbau von frischem Gemüse in städtischen Kleingärten und sogar Ferien auf dem Land für die Stadtbevölkerung. Die Sozialaktivisten glaubten, dass eine Rückbesinnung auf das Land und eine natürlichere Lebensweise das Leben und die Gesundheit des neuen städtischen Proletariats verbessern würde.

Auch Industriemillionäre auf beiden Seiten des Atlantiks spielten bei diesen Bemühungen oft eine zentrale Rolle. In Amerika spendeten Andrew Carnegie und John D. Rockefeller zusammen fast eine Milliarde Dollar (das entspräche nach heutigem Wert einem zweistelligen Milliardenbetrag) an verschiedene Einrichtungen zur Förderung von Gesundheit und Bildung. Rockefeller gründete 1909 die *Rockefeller Sanitary Commission*, die den Hakenwurm ausrottete, während Carnegie als „Schutzpatron" der öffentlichen Bildung bekannt wurde. Interessanterweise gab Rockefeller auch Eugene Fischer im kaiserlichen Deutschland Geld für eugenische Forschung, der später ein wesentlicher Protagonist von Hitlers Endlösung werden sollte. In Großbritannien war es die Industriellenfamilie Rowntree. Nachdem er mit der Herstellung von Lebensmitteln Millionen verdient hatte, gründete Joseph Rowntree eine Stiftung (die noch heute besteht), um die Ursachen sozialer Probleme zu erforschen. Außerdem baute er ein Dorf, New Earswick, als Vorbild dafür, wie man den Industriearbeitern menschenwürdige Lebensbedingungen bieten kann. Sein Sohn, Seebohm Rowntree, leistete Pionierarbeit bei der Erforschung der Armut und der Verbesserung des Sozialwesens. Anfangs war die private Philanthropie führend, aber im Laufe der Zeit integrierte die britische Regierung die gleiche soziale Gesundheits- und Hygienebewegung in den Beveridge-Bericht, der 1948 zur Gründung des *National Health Service* führte - dem ersten Gesundheitssystem in einer westlichen Gesellschaft, das der gesamten Bevölkerung eine kostenlose medizinische Versorgung bot.

Dies war also *der andere* Ansatz, der darauf abzielte, den Bestand an Menschen in der Gesellschaft zu optimieren, indem man die Ernährung und das Lebensumfeld der Menschen, die Probleme hatten, verbesserte. Hier haben wir eine faszinierende Fallstudie über eine Kombination wissenschaftlicher Entdeckungen in der Evolutions- und Humanbiologie, die zu zwei völlig unterschiedlichen Anwendungen in der realen Welt mit sehr unterschiedlichen Ergebnissen und Hinterlassenschaften führte. Der eine Ansatz beruhte auf einem primitiven Verständnis der Genetik, der andere auf einem ebenso primitiven Verständnis der Epigenetik. Der naturgenetische Ansatz besagt, dass die Eigenschaften eines Menschen feststehen, während der nährstoffepigenetische Ansatz davon ausgeht, dass sich die Eigenschaften in Abhängigkeit von der Umwelt verändern lassen. In dieser Fallstudie führte der genetische Ansatz der Nazis zur Sterilisierung und Vernichtung von Millionen von Juden und anderen Völkern. Auf der anderen Seite führte der epigenetische Ansatz der sozialen Kämpfer und Philanthropen zu öffentlicher Gesundheit und Bildung, Sozialfürsorge und Wohnungsbau.

Conrad Waddington, der Vater der Epigenetik, war ein glühender Marxist. Der Marxismus geht davon aus, dass die sich verändernden Bedingungen die Menschen (das Proletariat) zu einer besseren Gesellschaft zum Wohle der Allgemeinheit führen werden. Da passt es gut, dass seine Ideen uns zu der Überzeugung verhalfen, dass die Eigenschaften und das Leben der Menschen verbessert werden können, indem man ihr Umfeld verbessert. Ein Jude, ein Armer, ein Zigeuner oder irgendeine andere Art von Mensch ist nicht durch ein vorbestimmtes genetisches Schicksal festgelegt. Ihre Lebensbedingungen und Lebensentscheidungen haben einen großen Einfluss auf ihre Lebensumstände.

Das ist eine der großen Stärken und Schwächen der Wissenschaft. Wissenschaftliche Forschung soll objektiv sein, jenseits von Moralvorstellungen darüber, was sein sollte und was nicht. Es liegt dann an Nicht-Wissenschaftlern, Politikern, Aktivisten und den Menschen im Alltag zu entscheiden, wie die Wissenschaft zu interpretieren ist und welche Absichten dahinterstehen. In diesem Fall führte die Vorstellung, dass genetische Eigenschaften fixiert sind, zu monumentalen menschlichen Tragödien, während die Macht der Umwelt und der sogenannten Epigenetik große Fortschritte für unsere kollektive Menschheit ermöglichte. Der Rest dieses Buches basiert auf dem letztgenannten Ansatz und geht davon aus, dass das Schicksal der Menschen nicht durch ihre genetischen Grundlagen bestimmt wird. Stattdessen hängt alles von der Art und Weise ab, wie wir unser Leben leben, welche Entscheidungen wir treffen und welche Wege wir einschlagen. Umso wichtiger ist es, dass wir durch die neuesten wissenschaftlichen Erkenntnisse und die traditionellen Weisheiten gut darüber informiert sind, wie wir ein Leben ohne körperliche, geistige oder spirituelle Leiden führen können.

2.4

Moderne Epigenetik in der Praxis - Datenbasierte Ernährungsweisen

Die meisten Fortschritte in der Sozialfürsorge zur Abwehr vermeintlicher Degenerationsrisiken wurden in einer Zeit erdacht und durchgeführt, in der die harte Wissenschaft der modernen Epigenetik noch im Verborgenen lag. Auf die eine oder andere Weise hatten die Menschen schon immer ein gewisses Verständnis dafür, wie Umwelt, Ernährung und Lebensbedingungen zu Krankheit oder Gesundheit führen können. Aber bis zur zweiten Hälfte des 20. Jahrhunderts und mehr noch, bis zur Jahrtausendwende, hatten wir keine Vorstellung von der grundlegenden Dynamik, mit der diese Faktoren die Art und Weise verändern können, wie unser Körper lebt und atmet, wie unser Herz schlägt und wie unser Geist arbeitet.

Obwohl die moderne Wissenschaft der Epigenetik noch in den Kinderschuhen steckt, hat sie diese Vorstellung völlig verändert. Und ähnlich wie Galton vor der Eugenik gewarnt hat, ist es wichtig, dass wir die Epigenetik besonnen angehen, damit die Menschen das vorhandene Potenzial zum Guten nutzen können. Es ist wichtig, dass wir uns nicht auf Hypothesen stürzen, die Schaden anrichten oder den epigenetischen Fortschritt in wichtigen Bereichen destabilisieren könnten. Schließlich rennt man nicht, bevor man überhaupt gehen kann. Vor allem aber ist es unabdingbar, dass die Absichten, die hinter der angewandten Epigenetik stehen, auf das individuelle und kollektive Wohl ausgerichtet sind. Wie bei den meisten wissenschaftlichen Entwicklungen besteht auch in der Epigenetik die Gefahr der Kommerzialisierung, der Instrumentalisierung oder der Einschränkung des allgemeinen Zugangs.

Hier beginnt der Teil des Buches, auf den du wohl schon sehnsüchtig gewartet hast! Wir beginnen damit, die Fragen zu stellen, die dich wahrscheinlich am meisten umtreiben: *Wie soll ich leben? Was soll ich essen? Welche Gewohnheiten sollte ich mir aneignen, um meine Gesundheit zu erhalten und meine Epigenetik zu optimieren?*

Beginnen wir mit dem Positiven - den Bereichen, die Wissenschaftler ausgewertet haben und und die wir nutzen können, um unser funktionales Epigenom zu verbessern. Der am besten erforschte und möglicherweise wirkungsvollste Aspekt ist die Ernährung, also fangen wir dort an.

Das alte Sprichwort „*Du bist, was du isst*" bekommt eine neue Bedeutung, wenn man es durch die epigenetische Brille betrachtet.

Es gibt Lebensmittel, Kochmethoden und Kochutensilien, die nachweislich dazu beitragen, dein Epigenom im Laufe deines Lebens zu verändern. Es gibt inzwischen eine Reihe von Studien, die sowohl beweisen als auch direkt erklären, wie natürliche Verbindungen in Lebensmitteln bei der Zellregulierung und Krankheitsvorbeugung helfen können.

Bei der Betrachtung der Ernährung und des Epigenoms ist Krebs ein sehr wichtiger Ansatzpunkt, denn ein solcher Krankheitsherd ist ein sicherer Weg, um zu erkennen, dass die Zellen nicht mehr normal funktionieren. Das heißt, es sind Dinge passiert oder Schäden entstanden, die die Funktionsweise der Zelle beeinträchtigen. Da der normale Betrieb durch Anweisungen aus „der Bibliothek" gesteuert wird, können wir daraus schließen, dass in der operativen Abteilung wahrscheinlich etwas schiefläuft. Wissenschaftler haben herausgefunden, dass zahlreiche Krankheiten wie Autismus, Herz-Kreislauf-Erkrankungen, Fettleibigkeit, Typ-2-Diabetes und Krebs entstehen, wenn unsere DNMTs (die funktionellen Arbeiter unserer Bibliothek) ihr Verhalten ändern.

Immer mehr Forschungsergebnisse zeigen, welche Rolle die Epigenetik bei diesen Krankheiten spielt. Wir schreiben ihr eine immer größere Bedeutung zu. Das hat jedoch sowohl positive als auch negative Auswirkungen. Wissenschaftler finden zunehmend kausale Zusammenhänge zwischen diesen Krankheiten und der Exposition gegenüber verschiedenen Medikamenten, Chemikalien in Pestiziden, Umweltstoffen und anorganischen Verunreinigungen. Tatsächlich beginnen Forscher damit, die Art und Weise nachzuvollziehen, wie der Konsum dieser problematischen Stoffe (selbst in unglaublich kleinen Dosen) die Funktion unserer Zellen verändern und so Anomalien verursachen kann. Das ist also die schlechte Nachricht. Die gute Nachricht lautet, dass sie auch herausgefunden haben, dass die Ernährung diese Anomalien entweder verhindern oder reparieren kann. In Versuchen zeigte sich bei Tieren mit einem Mangel an Folsäure, Cholin und Methionin (pflanzliche Verbindungen) eine Veränderung des DNA-Methylierungsmusters der Leber, dort hatte sich Krebs entwickelt. Die Umstellung auf eine Ernährung mit diesen wichtigen Verbindungen kehrte die Methylierung teilweise um und verhinderte in vielen Fällen, dass der Krebs überhaupt erst entstand.

Diese Pflanzenstoffe werden in der wissenschaftlichen Fachsprache *Phytochemikalien* genannt. Sie bilden die Grundlage für einen Großteil der epigenetischen Ernährungsforschung. Ihr epigenetischer Nutzen ist jedoch höchst unterschiedlich. Einige sind an der *Methioninsynthese* beteiligt (die Rohstoffe, aus denen die roten Bänder hergestellt werden), während andere unseren Zellen helfen, sich nach der Herstellung der Bänder (Methyl) zu reinigen. Wieder andere sind an der *Histon-Acetylierung* beteiligt (die Klebezettel (Acetyls)), die an den Spulen (Histon) angebracht werden. Stell dir diese Nährstoffe als das Versorgungsdepot für unsere operative Bibliotheksabteilung vor. Wenn du unseren Beamten die beste Ausrüstung gibst, erhältst du die beste Chance auf deren optimale Arbeitsleistung.

Bevor wir auf die einzelnen Punkte eingehen, findest du unten eine Tabelle mit einigen der wichtigsten sekundären Pflanzenstoffe und Nahrungsbestandteile, die die epigenetische Forschung beleuchten. In der Tabelle ist auch aufgelistet, aus welchen Lebensmitteln du sie gewinnen kannst:

Bestandteil	*Nahrungsquelle*	*Epigenetische Funktion*
Methionin	Sesamsamen, Paranüsse, Fisch, Paprika, Spinat	SAM-Synthese
Folsäure	Blattgemüse, Sonnenblumenkerne, Backhefe, Leber	Methionin-Synthese

Vitamin B12	Fleisch, Leber, Krustentiere, Milch	Methionin-Synthese
Vitamin B6	Fleisch, Vollkornprodukte, Gemüse, Nüsse	Methionin-Synthese
SAM-e (SAM)	Beliebte Nahrungsergänzungspille, leider instabil in Lebensmitteln	Enzyme übertragen Methylgruppen von SAM direkt auf die DNA
Cholin	Eigelb, Leber, Soja, gekochtes Rind-, Hühner-, Kalb- & Putenfleisch	Methyllieferant für SAM
Betain	Weizen, Spinat, Krustentiere & Zuckerrüben	Abbau toxischer Nebenprodukte der SAM-Synthese
Resveratrol	Rotwein	Entfernt Acetylgruppen der Histone, verbessert die Gesundheit (bei Labormäusen nachgewiesen)
Genistein	Soyaprodukte	Erhöhte Methylierung, Krebsprävention (unbekannter Mechanismus)
Sulforaphan	Brokkoli	Verbesserte Histon-Acetylierung, welche die Anti-Krebs-Gene aktiviert
Butyrat	Verbindung, die im Darm entsteht, wenn Ballaststoffe fermentiert werden	Erhöhte Histon-Acetylierung, die "schützende" Gene aktiviert und die Lebenserwartung erhöht (im Labor bei Fliegen nachgewiesen)
Diallylsulfid (DADS)	Knoblauch	Erhöhte Histon-Acetylierung, aktiviert krebshemmende Gene

Wie bei so vielen Unternehmungen ist es am besten, auch diese Tour durch die epigenetische Ernährung mit einer entspannten Tasse Tee zu beginnen - dem weltweit am meisten konsumierten Getränk, von dem täglich mehr als drei Milliarden Tassen getrunken werden. Die drei gängigsten Teesorten sind Schwarz-, Grün- sowie Oolong-Tee. Viele Tees sind reich an Polyphenolen, das sind Verbindungen, die in Obst und Gemüse vorkommen und eine Reihe von epigenetischen Funktionen haben. Sie können bei der Umgestaltung des Chromatins (der Regale) helfen, gute aber ruhende Gene zu aktivieren, DMNTs daran hindern, sich an bestimmten schlechten Verhaltensweisen zu beteiligen, und Histone umgestalten. Die vielfältigen Funktionen der Polyphenole machen sie zu einflussreichen Partnern bei der Zusammenstellung positiver epigenetischer Ernährung.

Tatsächlich wurden verschiedene Mechanismen identifiziert, die den präventiven Charakter von Polyphenolen erklären, darunter ihre Fähigkeit, das Epigenom in Krebszellen durch Chromatinumbau oder durch Reaktivierung stillgelegter Gene zu verändern. Das chemopräventive Potenzial der Polyphenole in der Nahrung lässt sich auf ihre Fähigkeit zurückführen, DNMTs zu hemmen und als Histonmodifikatoren zu wirken. Beide Eigenschaften von Nahrungspolyphenolen können das Epigenom von Krebszellen erheblich verändern und werden als attraktive Möglichkeiten für Krebstherapeutika angesehen. Catechine sind besonders reichlich in grünem Tee enthalten. Sie sind eine Art von Polyphenolen, die eine besonders starke epigenetische Wirkung entfalten. Epigallocatechingallat (EGCG) ist das wirksamste der Catechine und macht mehr als 50 % der Wirkstoffe in grünem Tee aus. In einer Reihe von Studien wurde ein positiver Zusammenhang zwischen dem

Konsum von EGCG und einem geringeren Auftreten von Brust-, Prostata-, Haut-, Eierstock- und einer Reihe anderer Krebsarten registriert.

Bevor wir uns mit festen Lebensmitteln beschäftigen, sollten wir noch ein wenig am Getränkeregal verweilen. Das Polyphenol namens Resveratrol kommt in Erdnüssen, Cranberries und Blaubeeren vor, ist aber am stärksten in der Schale von Weintrauben und damit auch in Rotwein konzentriert. Es hat antioxidative und entzündungshemmende Eigenschaften. Resveratrol beeinflusst das Wachstum und die Teilung von Zellen und kontrolliert auf diese Weise die Entstehung und Ausbreitung von Krebs. Als krebskranken Mäusen Resveratrol verabreicht wurde, verbesserte dieses den Zustand ihrer bestehenden Krebserkrankungen und erhöhte die Überlebensrate der Tiere. Dafür wurden verschiedene Mechanismen untersucht, von denen die meisten mit DMNTs und bestimmten Genen zu tun haben, welche das Tumorwachstum unterdrücken. Du brauchst also kein schlechtes Gewissen zu haben, wenn du ab und zu ein Glas Rotwein trinkst; deine Epigenetik wird es dir danken.

Werfen wir nun einen Blick in den Gewürzschrank. Kurkuma ist seit Jahrtausenden ein wichtiger Bestandteil der indischen und chinesischen Heilkunde, wobei Curcumin zweifellos der wichtigste Wirkstoff ist. Dies beweist, dass traditionelle Kulturen epigenetische Wirkungen erkannt haben, ohne die Wirkmechanismen direkt zu verstehen. Curcumin beeinflusst das DMNT-Verhalten und die Methylierungsmuster und wirkt gleichzeitig auf die allseits bekannten Klebezettel an unseren Schriftrollen. Histon-Acetyltransferasen (HAT) sind Enzyme, die dabei helfen, diese Zettel auf Spulen anzubringen (Acetylierung). Histondeacetylasen (HDAC) sind wiederum Enzyme, die das genaue Gegenteil bewirken, indem sie die Zettel abnehmen. Wenn Histone viele dieser Zettel haben, werden die Spulen, bzw. Rollen zunehmend „auseinandergezogen". Wenn es jedoch nur wenige davon gibt, findet eine Komprimierung statt. Wie wir bereits erwähnt haben, können locker gerollte Schriftrollen leicht gelesen und kopiert werden, bei der eng komprimierten Version ist das weniger der Fall. Das Interessante an Curcumin ist, dass es eines der wenigen Polyphenole ist, die in einigen Fällen HAT-Enzyme und in anderen HDAC-Enzyme stoppen können. Curcumin kann wie ein Schiedsrichter wirken, der pfeift, wenn einer der beiden gegnerischen Spieler etwas falsch macht. Um das Beste aus Curcumin herauszuholen, streust du es am besten über deine morgendlichen Eier oder mischst es in Sojasoße, denn das Phosphatidylcholin macht es für deinen Körper besser zugänglich.

Die allseits beliebte aber oft unterschätzte Knoblauchzehe ist ein weiterer Kandidat für eine epigenetische Ernährung. In verschiedenen Kulturen und Märchen aus aller Welt wehrt Knoblauch das Böse, Dämonen und Vampire ab. Du musst nur die Symbole in die Realität übersetzen und die Dämonen gegen Krankheiten austauschen. Knoblauch enthält einen gesunden Komplex von Verbindungen, darunter die Vitamine A, B, C, E, freie Aminosäuren und Selen. Knoblauch verlangsamt den Zellzyklus und verzögert den Zelltod, verlangsamt die Bildung neuer Blutgefäße und verändert unsere Histone. Er mag zwar schlecht für deinen Atem sein, aber die altbekannte Weisheit und die neuen wissenschaftlichen Erkenntnisse, die das Kochen mit viel Knoblauch unterstützen, können kaum widerlegt werden.

Eine weitere alte Empfehlung lautet: „Iss' Bohnen! Gut für das Herz, doch je mehr du isst, desto mehr furzt du!"

Zumindest der erste Teil dieser Aussage lässt sich durch die epigenetische Forschung untermauern. Flavonoide sind die am weitesten verbreitete Klasse von Polyphenolen. Es gibt sechs verschiedene Flavonoidtypen, die in einer ganzen Reihe von Pflanzen vorkommen, von Zwiebeln über Kakao und Brokkoli bis hin zu Grapefruit. Eine der am besten untersuchten Flavonoidarten sind die Isoflavone. Sie sind oft in Bohnen enthalten - in Fava-, Mung- oder grünen Bohnen. Isoflavone sind vor allem in Sojabohnen zu finden, und zwar in Form der Verbindung Genistein. Genistein wirkt gegen verschiedene Krebsarten, wahrscheinlich durch Histon-Acetylierung und DNA-Methylierung und als Schiedsrichter für HATs und HDACs (wie Curcumin). Auch die Erforschung der Wirkung von Genistein am Menschen ist gesondert hervorzuheben. Gesunde Frauen erhielten während eines Menstruationszyklus täglich niedrige oder hohe Dosen von Isoflavonen. Die Studie ergab, dass eine hohe Zufuhr von Genistein zur Stilllegung (Methylierung) von fünf Genen führte, die bei Brustkrebs aktiv sind. Es wurde festgestellt, dass Genistein ähnlich wie Östrogen wirkt und oft als Phytoöstrogen (pflanzliches Östrogen) bezeichnet wird. Schlussfolgere aber nicht, dass du Genistein über Sojasauce zu dir nehmen sollst. Es wäre schwierig, genug davon in dieser Form zu konsumieren, und würde deinen Körper mit Salz überlasten. Besser ist es, auf Tofu, Tempeh oder sogar frische Sojabohnen zurückzugreifen.

Kommen wir nun zu einigen Gemüsesorten, die das Rückgrat deiner Mahlzeit bilden können. Isothiocyanate sind ein sekundärer Pflanzenstoff, der in Kreuzblütlern wie Brokkoli vorkommt. Isothiocyanate beschleunigen das Absterben problematischer Zellen und verhindern, dass sich diese Zellen vermehren, wie in einer Studie herausgefunden wurde, in der Tumore bei Ratten untersucht wurden. Es wurde zudem festgestellt, dass Isothiocyanat die Histonacetylierung in Leukämiezellen von Mäusen erhöht. Bei Menschen erwiesen sich Brokkolisprossen als wirksam bei der Kontrolle der HDAC-Aktivitäten. Im übertragenen Sinne: Sie entfernen die Klebezettel, die problematische Gene häufiger auslesen lassen. Neben den Isothiocyanaten sind Kreuzblütler auch eine hervorragende Quelle für Folate. Folsäure (also natürliche Folate) werden seit langem als Nahrungsergänzungsmittel für schwangere und stillende Mütter empfohlen. Sie sind für eine Vielzahl von Bereichen der menschlichen Entwicklung wichtig. Inzwischen wird auch ihre Rolle bei der Erhaltung und Entwicklung der Gesundheit erkannt, da Folsäure die Biosynthese, die Reparatur und die Methylierung der DNA mitreguliert. Ein Mangel an Folaten kann zu zahlreichen Krankheiten und Gesundheitsproblemen führen. Deshalb solltest du versuchen, Kreuzblütler wie Kohl, Blumenkohl und Rosenkohl zu verzehren, und auch Brokkoli solltest du nicht verschmähen.

Wir haben uns also die epigenetische Wirkung einiger vereinzelter Zutaten angesehen, aber wie sieht es mit allgemeinen Ernährungsformen aus? Die Mittelmeerdiät hat unter dem Aspekt des gesunden Alterns die meiste Aufmerksamkeit erhalten. Die bekannte *NU-AGE*-Studie hat in einem einjährigen Experiment 120 ältere Menschen beobachtet, 60 davon aus Italien und 60 aus Polen. Beide Gruppen erhielten die gleiche mediterrane Ernährung. Die Italiener waren die Kontrollgruppe und hatten sich ihr ganzes Leben lang nach dieser speziellen Diät ernährt. Die Polinnen und Polen bildeten die Testgruppe, die sich zuvor nicht regelmäßig auf diese Weise ernährt hatte. Die Testvariable war die Horvath-Uhr, die ein epigenetisches Maß für das Alter anzeigt. Sie misst, wie viele wichtige Gensequenzen einer CPG-Insel methyliert sind. Bei einem jungen Menschen sollten das nur sehr wenige sein und bei einem alten Menschen mehr, da die Bibliothekare zunehmend fehlerhaft arbeiten. Die Ergebnisse der Studie zeigten, dass die Mittelmeerdiät das epigenetische Alter der polnischen Frauen besonders deutlich reduzierte, vor allem bei denen, die zu Beginn der Studie schon älter waren. Auch bei polnischen Männern gab es Verbesserungen, die sich besonders auf den Stoffwechsel, die Regulierung des Zellzyklus und die Immunität gegen Krankheiten auswirkten. All diese Veränderungen waren das Ergebnis einer einjährigen Ernährungsumstellung, bei der alle anderen Aspekte des Lebensstils gleich blieben, und zwar bei Menschen, die sich seit 60 Jahren oder länger anders ernährt hatten.

Im letzten Abschnitt dieses Buches werden wir tiefer in die spezifische praktische Anwendung von Bewegung und Epigenetik eintauchen, aber wir sollten dabei beachten, dass Bewegung im Allgemeinen einen erheblichen Einfluss auf unser Epigenom hat. Das ist ein Thema, das wir immer noch genauer entschlüsseln und erforschen. In einer interessanten schwedischen Studie aus dem Jahr 2014 baten Wissenschaftler 23 verschiedene Probanden, drei Monate lang täglich 45 Minuten lang mit nur einem Bein Fahrrad zu fahren. Anschließend verglichen sie die Muskelzellen beider Beine vor und nach dem Experiment. Sie fanden heraus, dass sich im radelnden Bein neue epigenetische Muster entwickelt hatten, die mit der Insulinreaktion, Entzündungen und dem

Energiestoffwechsel zusammenhingen. Kurz gesagt: das Training hatte eine funktionelle Verbesserung des Epigenoms in diesem speziellen Bein ausgelöst. Abgesehen von diesen Veränderungen an den stationären Zellen im Körper haben Wissenschaftler auch erkannt, dass selbst nach 20-minütigen intensiven Trainingseinheiten unser Immunsystem einen Schub erfährt, da miRNAs die Genausprägung in unseren weißen Blutkörperchen verändern. Dies war schon nach einer einzigen Trainingseinheit erkennbar und unterstreicht einmal mehr, wie wichtig es ist, täglich Bewegung in unser Leben zu integrieren.

Werfen wir nun einen kurzen Blick auf die negativen Aspekte, ergo die Gefahren, die das Leben für dein Epigenom mit sich bringen kann. Wir werden uns nicht zu lange mit diesem Thema aufhalten, aber so wie es wichtig ist, zu lernen, wie man lebt, ist es auch erforderlich zu verinnerlichen, wie man es besser nicht tut. Im Kampf um unseren Körper sollten wir uns ein Beispiel an Sun Tzu's *„Die Kunst des Krieges"* nehmen, wo es heißt: *„Kenne deinen Feind"*.

Wir können mit dem Gegenteil von Bewegung beginnen, nämlich mit einem sitzenden Lebensstil und seinem üblichen Gefährten - dem Übergewicht. Das ist ein Risikofaktor für so ziemlich alle Krankheiten, die unsere moderne Gesellschaft heimsuchen. Ob jemand fettleibig ist, kannst du ganz einfach feststellen, indem du die Methylierungsmuster in den Genen untersuchst, die den Stoffwechsel, Entzündungen und die Insulinempfindlichkeit regulieren. Weniger zu essen und mehr Sport zu treiben wird zu einem Kaloriendefizit führen, aber auch gezielte epigenetische Eingriffe (in der Ernährung oder anderswo) können eine schnellere Verbesserung ermöglichen.

Etwa dann, wenn wir beginnen, die problematischen Konstellationen von roten Bändern und Klebezetteln zu verändern. Noch ermutigender ist, dass wir zwar sicher sein können, dass bestimmte Menschen eine starke genetische Veranlagung für Fettleibigkeit haben, deren Schicksal aber *nicht* darauf festgelegt ist, für immer dick zu sein. Auch hier können die Methylierungsmuster durch gezielte epigenetisch optimierte Ernährung zu ihren Gunsten verändert werden.

Was ist mit den anderen legalen Substanzen, die wir unseren Kindern (zumeist erfolglos) verbieten, etwa Alkohol und Tabak? Es ist nicht neu, dass Tabakrauch krebserregend ist, Entzündungen im Körper verursacht und die Arterienwände verdickt. Benzopyren, eine der Hauptchemikalien in Zigaretten, die für viele Krankheiten verantwortlich ist, hatte in Studien jedoch keinen Einfluss auf die DNA-Methylierung in der Lunge.[2] Es wurde jedoch festgestellt, dass Zigarettenrauch wichtige Histonmodifikationen in Lungengewebszellen verringert, ähnlich wie bei Lungenkrebspatienten. Auch in den weißen Blutkörperchen von Lungenkrebspatienten, die ebenfalls rauchen, wurden problematisch niedrige Methylierungswerte festgestellt.[3] Es wurden zudem Studien an Kleinkindern durchgeführt, die im Mutterleib dem Zigarettenkonsum ausgesetzt waren. Diese Belastung veränderte die Methylierungsmuster auf den wichtigen CPG-Inseln von acht Genen, die für die normale Entwicklung entscheidend sind und bei den meisten Säugetieren vorkommen. Der gleiche

2 Tommasi S, Kim Si, Zhong X, Wu X, Pfeifer Gp, Besaratinia A. Untersuchung der epigenetischen Auswirkungen eines Prototyps eines durch Rauch erzeugten Karzinogens in menschlichen Zellen. PLoS One. 2010;5(5):e10594.

3 Woodson K, Mason J, Choi Sw, et al. Hypomethylierung von p53 in der DNA des peripheren Blutes wird mit der Entwicklung von Lungenkrebs in Verbindung gebracht. Krebs-Epidemiol Prev. 2001;10(1):69–74.

Effekt wurde in einem Experiment an Ratten beobachtet, das zeigte, dass die normale Genausprägung eine Woche nach Beendigung der Rauchbelastung wieder einsetzte.[4] Das heißt nicht, dass sich diese heilende Wirkung nun zwingend auf den Menschen übertragen lässt, aber sie gibt ein wenig Anlass zur Hoffnung.

Kommen wir nun zum flüssigen Laster unserer Gesellschaft: dem Alkohol. Anders als Tabak verändert Ethylalkohol die Ausprägung von Genen nicht direkt. Stattdessen verändert er die Wirkung anderer epigenetisch aktiver Substanzen. Daher ist er in seiner Wirkung auf Krebs als Co-Karzinogen bekannt. Es gibt Studien, die darauf hindeuten, dass er die Rolle von Folsäure bei der Methylierung beeinflusst und dass Alkohol in Verbindung mit Vitamin B6 Darmkrebs fördert. Langsam mehren sich auch die Hinweise, dass Alkoholkonsum zu einer niedrigen Methylierung in den Blutzellen führen kann. Wenn es um die Entwicklung und Schädigung des Gehirns geht, sind die Auswirkungen von Alkohol sogar noch deutlicher: Es gibt eindeutige negative Auswirkungen auf unser Epigenom in Bezug auf das Wachstum und das Gehirn, die direkt auf Alkohol zurückzuführen sind. Dies wurde in einer Vielzahl von Studien an Mäusen nachgewiesen. Darüber hinaus haben wir viele bedauerliche menschliche Schicksale erleben müssen, etwa bei Kindern von alkoholkranken Müttern. Zu den spezifischen epigenetischen Auswirkungen von dauerhaftem Alkoholkonsum bei Erwachsenen gibt es weniger Untersuchungen, aber auch hier mehren sich die Hinweise

4 Izzotti A, Larghero P, Longobardi M, et al. Dosisabhängigkeit und Persistenz der durch Zigarettenrauch induzierten Veränderungen der microRNA-Expression in der Lunge von Mäusen. Mutat Res. 2010

auf eine epigenetische Auswirkung von übermäßigem Alkoholkonsum.

Zusammenfassend lässt sich sagen, dass ein sehr moderater Rotweinkonsum aufgrund der positiven Wirkungen von Resveratrol und anderen Polyphenolen wahrscheinlich eher hilfreich als schädlich ist. Aber wie wir wissen, ist Mäßigung bei Getränken ein sehr schmaler Grat, den wir nicht selten überschreiten. Für manche ist es vielleicht einfacher, ganz auf Alkohol zu verzichten, um alle neurologischen epigenetischen Risiken auszuschließen und sich auf dunkle Früchte und Beeren zu verlassen, die die Polyphenolkomplexe enthalten. Für andere ist der Verzicht auf Alkohol vielleicht nicht ganz so einfach möglich. In diesen Fällen sollte das Motto lauten: Qualität vor Quantität! Sei versichert, dass die epigenetische Wirkung des Alkohols nicht direkt ist, sondern dass dies eher eine negative Begleiterscheinung ist. Wenn du dir also bewusst bist, dass du in anderer Hinsicht epigenetisch optimal lebst, und dir gesunde Gewohnheiten aneignest, kannst du einige der negativen Auswirkungen abmildern.

Jetzt sollten wir allmählich über die Dinge, die wir absichtlich konsumieren, hinausgehen und uns den Dingen zuwenden, die durch unser Lebensumfeld in unser System gelangen. Es ist einfacher, Einfluss auf unser Essen, unsere Getränke und unsere Bewegung zu nehmen, aber Umweltschadstoffe sind in unserem Wasser, in den Produkten, die wir zum Reinigen unseres Hauses verwenden, in Kraftstoffen und in den Chemikalien, die wir für den Anbau unserer Lebensmittel einsetzen, allgegenwärtig. Um sich dieser Schadstoffe bewusst zu werden und deren Quellen in unserem Leben zu identifizieren, ist eine umfangreiche und komplexe Analyse erforderlich. Aber dies zu verstehen ist nur die halbe Miete. Es erfordert eine noch größere Anstrengung, in unserer modernen Welt mit all ihren Annehmlichkeiten und Gewohnheiten zu leben und dennoch einen Weg zu finden, die Belastung durch diese Stoffe zu reduzieren, indem wir die richtigen Haushaltsprodukte, Baumaterialien und Anwendungsformen auswählen und vielleicht sogar die besten Regionen der Welt zum Leben aussuchen.

Die Allgegenwärtigkeit und Unersetzlichkeit einiger dieser schädlichen Stoffe macht es so schwierig. Nehmen wir zum Beispiel das Fluorid in der Zahnpasta. Mehrere Studien haben gezeigt, dass die Exposition gegenüber Fluorid zu problematischen Veränderungen im Methylierungsprinzip führen kann. Erstens kann es problematisch sein, eine Zahnpasta zu finden, die kein Fluorid enthält, und selbst wenn du fündig wirst, musst du dir über den Kompromiss im Klaren sein, denn die Vorteile von Flourid für die Zähne und die Knochenmineralisierung sind anderswo nicht zu finden. Oder nimm zum Beispiel Benzol. Diese Chemikalie kommt fast überall vor: In Benzin und anderen Kraftstoffen, Farben, Lacken, gängigen Lösungsmitteln, Klebstoffen, Möbelwachs, Waschmitteln, Tinte, Reinigungsmitteln und Entfettungsprodukten. Eine hohe Benzolbelastung wird durch die Methylierung bestimmter Gene mit Lymphomen, Hautkrebs und Leukämie in Verbindung gebracht. Eine Studie an Tankstellenarbeitern und Verkehrsteilnehmern hat gezeigt, dass beide Gruppen eine starke Methylierung dieser Gengruppen aufweisen und ein höheres Risiko haben, spezifische Gesundheitsprobleme zu entwickeln. Auch wenn wir nicht in diesen schädlichen Berufen oder in der Industrie arbeiten, sind wir diesen Chemikalien durch die grundlegende Interaktion mit der industrialisierten Welt ausgesetzt. Das ist einfach unvermeidlich. Manche denken vielleicht sofort daran, an einen abgelegeneren Ort zu ziehen, um der Umweltverschmutzung zu entgehen, aber auch das wird dir nicht viel nützen. Tatsächlich haben einige Studien über die Methylierungswerte der Inuit in Grönland gezeigt, dass diese Bevölkerung mit am stärksten durch schädliche Chemikalien belastet ist.[5] Durch die Wasser-, Wind- und Wetterphänomene der Erde wandert die Verschmutzung in niedrigeren Breitengraden nach oben und fügt dem Norden vermehrt Giftstoffe hinzu. Menschen, die kaum Produkte mit diesen Chemikalien verwendet und davon profitiert haben, sind dennoch manchmal diejenigen, die am meisten unter der Belastung und den gesundheitlichen Folgen leiden.

Um unser Leben unter epigenetischen Gesichtspunkten zu verändern, bedarf es wissenschaftlicher Forschung und Studien, aber auch des Verständnisses und Bewusstseins der Menschen sowie einer breiten Verfügbarkeit von praktikablen Alternativprodukten. Dieser Veränderungsprozess kann von etablierten Interessen verdrängt werden, die aus kommerziellen oder gewohnheitsmäßigen Gründen die Dinge so belassen wollen, wie sie sind, und sich gegen Veränderungen wehren. Das soll aber nicht heißen, dass weitreichende öffentliche und behördliche Maßnahmen unmöglich sind, denn es gibt eine Liste von epigenetisch schädlichen Chemikalien, die aus der kommerziellen Nutzung verbannt wurden: Blei in Farben, DDT-Pestizide, Asbest und Dioxin (ein Herbizid, das bei Agent Orange verwendet wurde). Wenigstens haben wir in

5 Rusiecki Ja, Baccarelli A, Bollati V, Tarantini L, Moore Le, Bonefeld-Jorgensen Ec. Globale DNA-Hypomethylierung steht im Zusammenhang mit hohen Serumwerten persistenter organischer Schadstoffe bei grönländischen Inuit. Environ Health Perspect. 2008;116(11):1547–1552.

mancherlei Hinsicht Fortschritte gemacht. Das größte Problem ist vielleicht, dass die Liste der verbotenen Chemikalien an manchen Orten länger und umfassender ist als an anderen. Einige der Pestizidchemikalien der obigen Liste wurden für die Verwendung in den Industrieländern verboten, dann aber aktiv exportiert oder für die Verwendung in Entwicklungsländern auf der ganzen Welt hergestellt. Wir exportieren vielleicht Hilfsgüter und medizinische Versorgung, aber wenn wir auch verbotene giftige Chemikalien exportieren, schaden wir mit Sicherheit mehr, als wir nützen.

Selbst innerhalb entwickelter Regionen gibt es große Unterschiede. Europa und das Vereinigte Königreich verfolgen bei chemischen Schadstoffen einen präventiven Ansatz, bei dem der Nachweis der Unbedenklichkeit für den Menschen erbracht werden muss, bevor eine Chemikalie in Produkten verwendet werden darf. Europa ist daher Vorreiter bei der Kontrolle von Schadstoffen. So haben zum Beispiel mehrere europäische Länder 1909 Bleifarbe verboten, während die USA dies erst 1978 taten und damit in einem Zeitraum von 70 Jahren viele Menschenleben beeinträchtigt haben. Das Problem ist, dass in den USA die Unternehmen der Regulierungsbehörde ihre eigenen Studien und Forschungen vorlegen. Unabhängige Tests werden nicht durchgeführt, was bedeutet, dass die Regulierungsbehörde eine Chemikalie erst dann prüfen kann, wenn sie von den Unternehmen, die von ihrer Verwendung profitieren, als schädlich eingestuft wurde. An dem Punkt beißt sich die Katze in den Schwanz, was zu einer wahren Zwickmühle für die Gesundheit von 330 Millionen Amerikanern wurde. Aus diesem Grund gibt es in den USA nur neun verbotene Chemikalien, die alle zwischen 1978 und 1984 verboten wurden. Trotz der lebensverändernden

Fortschritte in der Humanbiologie, der Umweltforschung und der Epigenetik hat Amerika seit fast 40 Jahren keine weiteren Produkte verboten.

Es ist schwierig, die Belastung durch Chemikalien in Produkten und Anwendungsbereichen zu kontrollieren, aber nichts ist auch nur annähernd zu vergleichen mit der Luft, die wir atmen. Feinstaub etwa entsteht bei der Verbrennung von Fahrzeugen und bei vielen industriellen Prozessen. Die regelmäßige Exposition gegenüber Feinstaub und dessen Zusammenhang mit der Krebs-, Lungen- und Herzgesundheit sind gut erforscht. Zunehmend entdecken wir, welche Rolle dieser Stoff bei der Demethylierung von Genen spielt, die das Ausmaß von Entzündungen und oxidativem Stress im Körper bestimmen. Je weniger rote Bänder vorhanden sind, desto problematischer werden diese Gene und desto mehr Entzündungen und Stress in den Zellen resultiert daraus, was zu einer beeinträchtigten Gesundheit führt.

Eine ernsthafte Belastung durch Luftverschmutzung ist nicht nur auf Menschen beschränkt, die in Industrieberufen arbeiten oder im Smog asiatischer Megastädte leben. Im Rahmen der *Normative Ageing Study* wurden über tausend DNA-Blutproben von älteren Männern aus dem Raum Boston gesammelt. Ein wichtiges Gen (*LINE-1*) wies eine geringere Methylierung auf, die mit der Exposition gegenüber schwarzem Kohlenstoff (einem häufigen Schadstoff aus dem Verkehr) in Verbindung gebracht wird. Eine niedrige Methylierung in diesem speziellen Gen wurde auch als ein Faktor ermittelt, der zu Krebs und Herzkrankheiten beiträgt. Menschen, die ihr Leben in urbanen Gebieten auf der ganzen Welt verbringen, erleiden mit jedem Atemzug die gleichen Zellschäden, die langsam aber sicher die essenziellen Funktionen unserer Bibliotheken beeinträchtigen. In dem Maße, in dem sich die städtischen Gebiete ausdehnen und die Vorstädte das Land vereinnahmen, wird es schwieriger, der Luftverschmutzung zu entkommen. Die Lektion lautet jedoch: Nicht mit jedem Atemzug gleich in Panik geraten. Das urbane Lebensgefühl, dem so viele von uns nachjagen, hat jedoch seinen Preis - und dieser Preis wird etwa 12 Mal pro Minute bezahlt (unsere durchschnittliche Atemfrequenz im Ruhezustand).

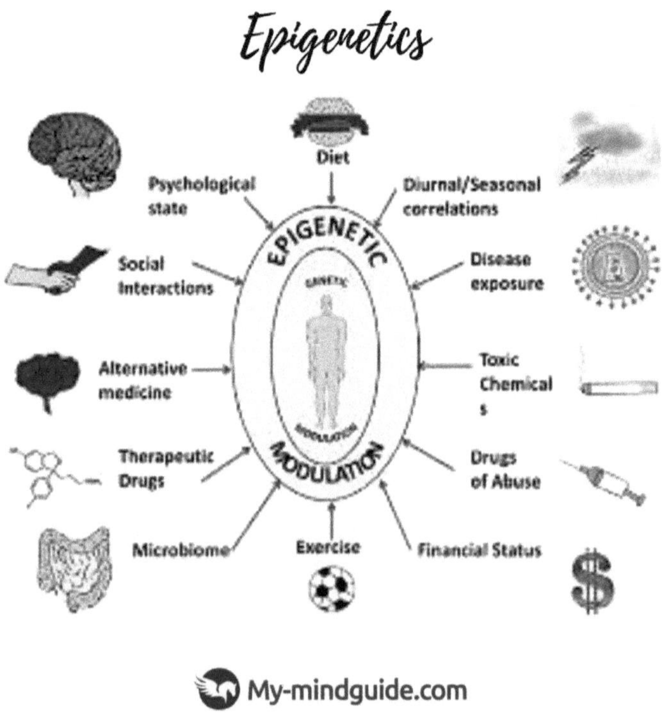

Schließlich wollen wir über die Erkenntnisse der physischen Umgebung hinausgehen und untersuchen, wie unser Verhalten und unsere psychologischen Bedingungen unsere epigenetischen Bedingungen beeinflussen. Dies werden wir im letzten Teil dieses Buches mit verschiedenen (weniger klinisch wirkenden) Untersuchungsmethoden genauer erörtern. Aber hier, im wissenschaftlichen Teil, muss ich darauf hinweisen, dass wir harte, unbestreitbare und klinische Beweise dafür haben, dass Verhaltensweisen und psychischer Stress unseren Körper über die Motorik der Epigenetik physisch beeinflussen.

Bei Menschen mit einer Vorgeschichte in Bezug auf Missbrauch und Stress in der Kindheit wurden extreme Methylierungswerte im *Glucocorticoid-Rezeptor*-Gen, im Bereich des *Hippocampus*, festgestellt. Nehmen wir diese wissenschaftlichen Begriffe mal genauer unter die Lupe. Der *Hippocampus* ist der Bereich des Gehirns, in dem wir langfristige Erinnerungen speichern und verarbeiten, während *Glucocorticoide* für die Aufrechterhaltung eines gesunden Ruhezustands und die Kontrolle unserer Stressreaktionen wichtig sind. Selbstmordgefährdete Opfer von Missbrauch in der Kindheit haben also viel zu viele rote Bänder in genau den dafür verantwortlichen Genen, die es uns unmöglich machen, einen ruhigen und erholsamen Zustand abseits vom Stress zu erreichen. Wichtig ist, dass der Methylierungszustand dieser bedauernswerten Menschen mit dem von suizidgefährdeten Menschen verglichen wurde, die keinen Missbrauch in der Kindheit erlebt hatten, sowie mit anderen Probanden, die keines der beiden Probleme aufwiesen. Zudem hat man beobachtet, dass positive Erfahrungen mit mütterlicher Fürsorge zu einer geringeren Methylierung desselben Gens führen, wodurch wir besser in der Lage sind, einen Ruhezustand aufrechtzuerhalten und mit Stress umzugehen.

Das sind Stressfaktoren und Traumata, die normalerweise außerhalb unserer Kontrolle liegen. Faktoren, auf die wir schon mehr Einfluss haben, wie z. B. die Arbeitszeiten, sind ebenfalls Gegenstand der Forschung. So haben Studien gezeigt, dass sich Nachtarbeit negativ auf unsere Epigenetik auswirken kann. Unsere inneren zirkadianen Rhythmen können mit dem äußeren Hell-Dunkel-Zyklus des Tages nicht mehr übereinstimmen, und diese Abweichung kann sich auf unser Epigenom auswirken. Bei Nachtschichtarbeitern wurde eine veränderte Methylierung in Genen festgestellt, die allgemeine Entzündungen steuern. Wenn wir uns dafür entscheiden, wach zu sein, sofern wir die Wahl haben, wirkt sich das auf unser Epigenom und unsere langfristige Gesundheit aus. Das erklärt auch, warum unsere Eltern uns immer gesagt haben, dass wir pünktlich ins Bett gehen sollen, oder?

In diesem Kapitel haben wir also die wichtigsten Teile des aktuellen wissenschaftlichen Wissensstandes darüber besprochen, wie unsere Ernährung, unsere Gewohnheiten, unsere Umwelt und unsere Psyche unser Epigenom beeinflussen. Das Spannende daran ist, dass wir, wenn dieses Kapitel in fünf Jahren neu geschrieben oder überarbeitet würde, wahrscheinlich neue Determinanten und Dynamiken für die Ausprägung unserer Gene diskutieren würden. Die Grenzen des Wissens in diesem Bereich verschieben sich Tag für Tag neu. So bedeutsam ist dieses Gebiet für den Menschen, und gleichzeitig stehen wir noch immer erst am Anfang der Forschung. Erst im 21. Jahrhundert bekamen wir den Zugang zu der notwendigen Technologie, um die Funktionsweise unserer DNA auf zellulärer Ebene zu erforschen, und doch haben wir bereits seit Jahrtausenden über die Auswirkungen der DNA-Ausprägung nachgedacht - also über die Abläufe und Resultate des Lebens. Wir haben Philosophien und Gedankensysteme entwickelt, um diese Mechanismen zu verstehen, die wir jetzt im Detail nachvollziehen können.

Die brillanten Geister, die unterschiedlichen Perspektiven und die vielen Lebensjahre, die in diese epigenetischen Erkenntnisse eingeflossen sind, ermöglichen uns eine direkte Verbesserung des Lebens. Die weitere Erforschung traditionellen Wissens mit wissenschaftlicher Methodik wird uns auf neue Wege der Erkenntnis führen - sieh dir nur an, wie sich einige der epigenetisch relevantesten Lebensmittel mit exotischen Heilslehren überschneiden. Ernährung ist eine Sache, mit der sich die Wissenschaft befassen kann, aber Verhalten und Lebensentscheidungen sind derartig komplex und so schwer wissenschaftlich objektiv zu erfassen, dass diese traditionellen Heilslehren für ein gutes Leben noch lange in unserer wissenschaftlichen Zukunft Bestand haben werden. Sie ermöglichen es uns, zu erfahren, wie man lebt, wie man arbeitet und sogar wie man Forschung betreibt. Daher ist es ganz besonders erfreulich, dass unsere Forschung im Bereich der Epigenetik größtenteils von guten Absichten für die allgemeine menschliche Gesundheit geleitet wird - zumindest solange, bis dunkle Konsequenzen des Kapitalismus versuchen, einige Teile der Ergebnisse zu intensivieren und andere unermüdlich kleinzuhalten.

Als Spezies leiden wir nicht an einem Mangel an Wissen, sondern an unserem Egoismus. Unternehmen nutzen Techniken und Ressourcen, von denen wir wissen, dass sie die Umwelt verschmutzen, ohne Rücksicht auf die Schäden, die sie anderen zufügen. Die reicheren Länder wissen genug, um Chemikalien und Anwendungsformen innerhalb ihrer eigenen

Grenzen zu verbieten, profitieren aber gerne, indem sie sie in ärmere Länder exportieren. Die Menschen unserer Epoche benutzen Produkte, konsumieren Lebensmittel und leben auf eine Art und Weise, die die Welt, die unsere Kinder erben werden, ausbeutet. Wir *wissen* wahrlich genug, aber wir *lieben* unzureichend, um in Übereinstimmung mit nachhaltigen und gesunden Konzepten zu handeln. Der folgende Teil dieses Buches befasst sich sowohl mit der letzteren als auch mit der ersteren Erkenntnis.

Teil Die

Das traditionelle Verständnis der Epigenetik - Andere Hilfsmittel

Epigenetics

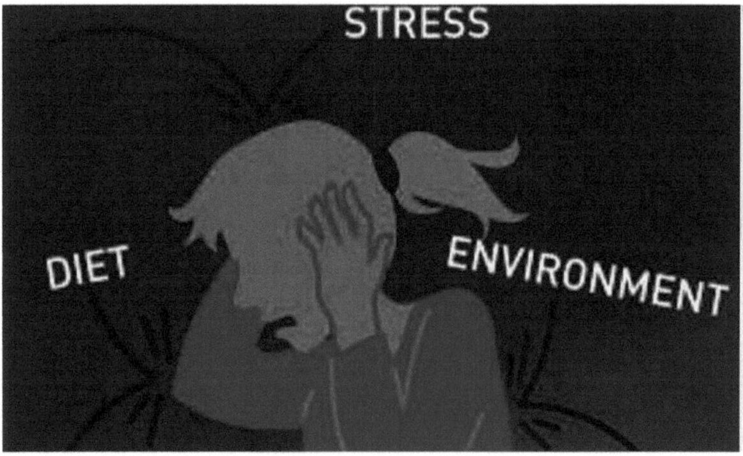

My-mindguide.com

3.1

Einleitung - Warum Philosophie und Mystik in einem wissenschaftlichen Buch?

Die Reise der Erkenntnis, auf die wir uns bisher begeben haben, führte uns ausschließlich durch die Gefilde der Wissenschaft, sowohl in der Neuzeit als auch in der jüngeren Vergangenheit. Wir haben erkannt, dass die Epigenetik weit über die Genetik hinausgeht, und wir haben die Ergebnisse verschiedenster Experimente beleuchtet - sowohl im Labor als auch hervorgerufen durch den Lauf der Geschichte. All das hat zu unserem heutigen Verständnis der Einflüsse und Auswirkungen unserer Gene geführt. Wir sind so weit vorgedrungen, wie ein Buch wie dieses überhaupt gehen kann. Wenn wir noch tiefer in die Materie vordringen würden, wäre es zu komplex und zu akademisch für das Publikum - und vielleicht sogar für den Autor selbst!

Die moderne, objektive, rationale und positivistische Wissenschaft ist das wichtigste Werkzeug unserer Gesellschaft, um die Wunder des Lebens zu erforschen und zu verstehen - ob Mensch, Tier, Pflanze oder gar Bakterien. Und bis jetzt haben wir in diesem Buch nur diesen Hebel angesetzt. Alles, was wir bisher besprochen haben, wird zumindest von einem großen Teil der seriösen akademischen Forschung akzeptiert. Wir haben also die Grundlagen dieses Buches in der Wissenschaft, als dem dominierenden Werkzeug unserer Gesellschaft, gelegt. Was wir jetzt wagen, ist eine vielfältigere, buntere, spekulativere und möglicherweise auch hilfreichere Herangehensweise an dieselben Themen, die wir bereits besprochen haben.

Die Wissenschaft war nicht immer die vorherrschende Form der Erforschung. Frühere Gesellschaften hatten andere Mittel, um die Welt zu verstehen und mit ihr im Einklang zu leben. Und auch in unserer heutigen Zeit ist die Wissenschaft zwar das Wichtigste, aber nicht das einzige Hilfsmittel, um unseren Wissensdurst zu stillen.

Früher wie heute nutzen die Menschen Philosophien, Religionen, Mythen, Geschichten, Musik sowie bildende und darstellende Künste, um die äußere Welt, in der wir leben, und die innere Welt, die wir durchleben, zu reflektieren. Diese Bereiche sind auch Werkzeuge, um die menschliche Erfahrung zu verstehen, um Einblicke in alle Aspekte des Lebens zu gewinnen und um die erhaltene Weisheit von Generation zu Generation weiterzugeben. Aber genau wie in der Wissenschaft können diese Untersuchungsinstrumente von einigen wenigen korrumpiert und missbraucht werden, um die breite Masse zu manipulieren, zu beschwichtigen, zu verängstigen oder ihr die moralischen Werte zu entziehen. Genau wie in der Wissenschaft bedeutet das nicht, dass sie nicht auch zum großen Nutzen eingesetzt werden können, um das Wohlergehen und Leben der Menschen auf der ganzen Welt zu verbessern. Und genau wie in der Wissenschaft brauchen wir sowohl die richtigen Absichten als auch die richtigen Interpretationen der Ergebnisse, damit diese Mittel der Menschheit dienen können.

Bei der Erforschung der Epigenetik - einem Thema, das sich auf alle Lebewesen auswirkt - würden wir etwas Wesentliches verpassen, wenn wir uns nicht mit diesen unterschiedlichen Untersuchungsinstrumenten auf eine Reise durch menschliche Lebensbereiche begeben würden. Wir müssen erkennen, wie Menschen, die nicht in die westliche Gesellschaft des 20. und 21. Jahrhunderts hineingeboren wurden, über dasselbe Thema nachgedacht haben und verstehen, welche Auswirkungen all das auf ihr Leben hatte.

Mythenbildung, Geschichtenerzählen und freies Denken finden an den Grenzen des linearen, vorgefertigten menschlichen Wissens statt. Was wissenschaftlich noch nicht verstanden werden kann, wird eben mit anderen Mitteln der Untersuchung und Erkundung erforscht. Erst dann beginnen unsere wissenschaftlichen Methoden und Techniken langsam, die Geheimnisse zu enträtseln und zu durchdringen, die vorher nur in Mythen oder Religionen verwurzelt waren.

Wenn die Wissenschaft vorankommt, ziehen sich die Mythen nicht zurück, sondern entwickeln sich weiter, um noch seltsamere und vermeintlich weit hergeholte Phänomene zu erklären. Nehmen wir zum Beispiel die Schöpfungsmythen. Jede Gruppe von Menschen bringt Schöpfungsmythen hervor, in denen erklärt wird, wie die Welt und ihre Bewohner entstanden sind. Durch die Erforschung der Evolution haben wir wissenschaftliche Antworten auf diese Fragen gefunden, und die Schöpfungsmythen dienen nun für viele Menschen eher kreativen und reflektierenden, aber weniger erklärenden

Zwecken. Die Wissenschaft hat sich weiterentwickelt und der Mythos ist nun ein anderer.

Auch schwarze Löcher bilden ein gutes Beispiel. Manche sagen, John Mitchell, ein englischer Landpfarrer, der erste war, der 1783 über diese spekulierte,[6] wohingegen Karl Schwarzschild das Konzept 1916 vorstellte, das mit Einsteins Relativitätstheorie in engem Zusammenhang steht.

Die vedischen Philosophen sind mit dieser Zeitlinie allerdings nicht einverstanden. Eine von Shivas Manifestationen ist Makhala, der die Auflösung aller irdischen Dinge verkörpert und die Macht hat, Zeit und Raum in seinem Körper zu vereinen. Makhala ist in der Regel schwarz, denn alle Farben werden von Schwarz absorbiert und stehen so für die Abwesenheit von Licht oder - im Falle eines schwarzen Lochs - für die Abwesenheit von *entweichendem* Licht. Makhala steht damit für die Auflösung des Universums, denn nach jedem Kalpa (ein Zeitraum der Erhellung), wird alles in der Schwärze seines Körpers zerstört. Auf diese Weise ist Makhala auch die Quelle des Seins, denn alles entspringt auch wieder aus dieser ursprünglichen Schwärze (Bindu). Dieses Konzept ist identisch mit der Idee der Singularität in der Astrophysik und stimmt auch mit der Idee des Urknalls und der Expansion des Universums überein - bis irgendwann eine enorme Kontraktion alles zu einem massiven schwarzen Loch zurückführt.

Man nehme nur diese Zeilen aus dem *Rig Veda* und behalte dabei den Urknall im Hinterkopf:

6 Quelle: https://www.amnh.org/learn-teach/curriculum-collections/cosmic-horizons-book/john-michell-black-holes

Zuerst gab es nichts als Finsternis, die von Finsternis umgeben war.
All das war nur unerleuchtetes kosmisches Wasser.
Das, was entstand, eingeschlossen im Nichts,
wurde schließlich geboren aus der Kraft der Hitze. (Nasadiya Sukta)

Man nimmt an, dass der Rig Veda um 2000 v. Chr. geschrieben wurde und Anschauungen und Götter beschreibt, die schon seit Urzeiten bekannt sind. Am 10. April 2019 nutzte das *Event Horizon Telescope Team* acht der leistungsstärksten Teleskope, um ein virtuelles Observatorium mit einem Durchmesser von 12 000 Kilometern zu erschaffen, das einen Teil des Weltraums in einer 50 Millionen Lichtjahre entfernten Galaxie (M87) aufnahm. Das Ergebnis war das erste Foto eines Schwarzen Lochs überhaupt. Für engstirnige Wissenschaftler oder dogmatische Religionsgelehrte haben diese Ereignisse nichts miteinander zu tun. Für diejenigen unter uns, die aufgeschlossen sind und erkennen, dass wir jedes Mittel brauchen, um die Komplexität zu verstehen und die Schönheit des Lebens zu schätzen, sind dies wunderbare menschliche Entdeckungen desselben Themas.

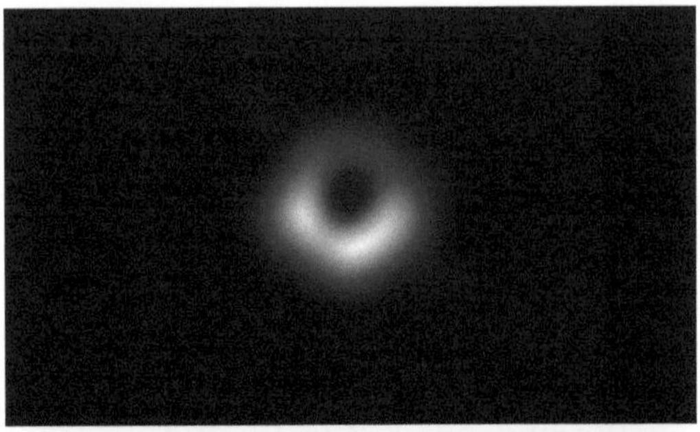

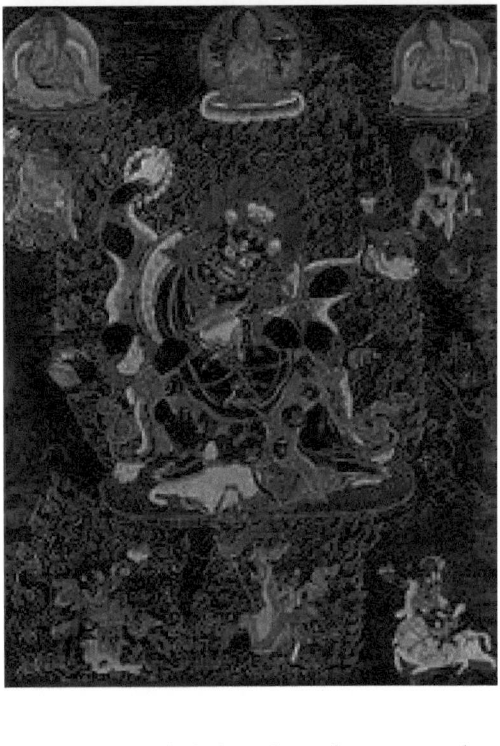

Dies ist nur ein Beispiel dafür, dass die mystische, spirituelle und philosophische Betrachtung früherer Zeiten wertvolle Einsichten in eines der Geheimnisse des Lebens geliefert hat, die sich gut mit der modernen Wissenschaft vertragen und sogar unser Verständnis und unsere Erfahrung mit dem Konzept verbessern können, wenn wir beides gemeinsam anwenden. Je weiter wir die Grenzen der Wissenschaft ausloten, desto mehr finden wir Parallelen im antiken Denken, das diese Phänomene schon vor Jahrtausenden halbwegs erklärt hat.

Das hat sich in den Neurowissenschaften und bei der Frage des Bewusstseins ebenso wiederholt gezeigt wie in der Quantenphysik. Werner Heisenberg, der Vater der Quantenphysik, sprach mit Fritjof Kapra[7] über die Zeit, die er als Gast von Rabindranath Tagore verbrachte und in der die beiden ausgiebig über indische Philosophie diskutierten. Heisenberg erklärte, wie diese Diskussionen ihm bei der Entwicklung seiner Arbeit an der Quantenphysik geholfen haben, denn *„es gab dort tatsächlich eine ganze Kultur, die sehr ähnlichen Ideen anhing"*.

Niels Bohr, ein weiterer Vater der Quantenphysik, hatte ähnliche Erleuchtungen in China und mit seinen Erfahrungen im Daoismus. Als er zum Ritter geschlagen wurde, wählte er das Ying-Yang-Symbol als sein Wappen. Damit das menschliche Verständnis am weitesten und am schnellsten voranschreitet, sollten mythische oder mystische Philosophie und Wissenschaft nicht als Gegenspieler betrachtet werden. Vielmehr stehen sie auf derselben Seite, sie sind quasi ein weiterer Teil derselben Armee, in der Mystiker, Künstler und Schamanen ein bestimmtes Gebiet vor den Wissenschaftlern erforschten und darüber spekulieren konnten.

Auf diese Weise will dieser Abschnitt unser neues Verständnis der Epigenetik beleuchten. Wir werden die Welt eher durch die Linse traditioneller Weisheit als durch detaillierte klinische Studien verstehen lernen. Die Menschen

7 Quelle: The Tao of Physics, Fritjof Capra

der Vergangenheit waren von der Motorik der Epigenetik genauso betroffen wie wir heute. Sie sahen die Auswirkungen auf ihr Verhalten und ihr Leben. Welche Schlussfolgerungen zogen sie? Welche Systeme schufen sie, um zu erklären, was in den Zellkernen geschah (bevor sie wussten, was eine Zelle ist)? Wie wurden diese Systeme entwickelt, um den Menschen in diesen Gesellschaften zu helfen, richtig zu handeln und besser zu leben?

3.2

Der menschliche Auftrag - Die Macht eigener Lebensentscheidungen

Ein Großteil der Wissenschaft des 20. Jahrhunderts hat bei der Erforschung der bedeutenden Fragen des Lebens nach rein mechanischen Antworten gesucht. Das liegt daran, dass sich viele Phänomene des Lebens auf den ersten Blick gut mit einem ziemlich linearen Ansatz beschreiben lassen. Die Grundlagen der Newtonschen Mechanik erlauben es uns, mit unseren Augen, einfachen Teleskopen und Mikroskopen zu beobachten. Natürlich gibt es einige Probleme mit schwarzen Löchern und subatomaren Teilchen, aber die können wir größtenteils beiseite lassen.

Im Wesentlichen und in wenigen Worten ausgedrückt, sieht diese Art des Denkens die Welt als verschiedene Ansammlungen von aufeinanderprallenden Teilchen. Sie ist ein sich ständig bewegender Ozean aus Billard-Kugeln, die aneinander abprallen und so die Phänomene erzeugen, die wir in unserem Maßstab beobachten. Und wenn wir verstehen können, wie diese Teilchen abprallen, können wir fast jeden Aspekt des Lebens verstehen: So, wie ein Ball durch die Luft fliegt, wie sich Salz in Wasser auflöst und wie wir Nahrung in Energie umwandeln.

Die extreme Form dieser Denkweise zielt dann auf uns, unser Gehirn und unser Bewusstsein. Unsere Gehirne sind zelluläre Materie - Ansammlungen von Teilchen und durch die Synapsen unseres Gehirns schießen Energieblitze, die zu Handlungen führen, die sich darin niederschlagen, was wir essen, wo wir schlafen und mit wem wir uns fortpflanzen. In dieser Art, die Welt zu sehen, haben wir der physischen Materie und den Atomen, aus denen die Dinge in der physischen Realität bestehen, die totale Bedeutung zugeschrieben. Es gibt keinen Platz für andere Kräfte, Energien oder Wirkungen.

Das ist eine sehr reduzierte Art und Weise, die Welt zu interpretieren. Wenn wir die Realität auf eine Ansammlung von Teilchen reduzieren, dann ist jeder Stoß, jede Bewegung und jede Reaktion einfach das Produkt dessen, was vorher geschah. Es gibt keine Entscheidungsfindung, das Leben ist einfach eine mechanische Reaktion auf frühere Kontaktpunkte. Wir haben in diesem Szenario keinen individuellen Willen.

Praktischerweise haben sich die Wissenschaftler des 20. Jahrhunderts, die dieser linearen Weltanschauung anhängen, bereits mit der großen Frage des Bewusstseins beschäftigt. Sie sind der Meinung, dass sich die Gehirne der Menschen durch natürliche Auslese so entwickelt haben, dass sie groß genug sind, um in Gruppen zu jagen und die Interessen der Gruppe als Ganzes zu verteidigen. Die Menschen, deren Gehirne groß genug waren, um mit den Tieren zu kommunizieren und sie zu erkennen - und die hochentwickelt genug waren, um die Komplexität eines großen Stammes aufrechtzuerhalten - hatten bessere Überlebenschancen. Und so nahm die durchschnittliche Gehirngröße der Menschen sukzessive zu. Woher kommt nun das Bewusstsein? Nach der mechanischen wissenschaftlichen

Sichtweise ist das Bewusstsein von sich selbst und anderen nur ein Nebeneffekt dieser großen Gehirne. So ähnlich wie die Umweltverschmutzung, die eine ausreichend große Fabrik verursacht. Der Rauch ist an sich nicht hilfreich, zweckmäßig oder sinnvoll - er entsteht einfach, wenn eine Fabrik dieser Größe in Betrieb ist.

Was bedeutet das nun für uns, unser Leben und unsere Erfahrungen?

Das bedeutet, dass unsere bewussten Erfahrungen bedeutungslos sind und das Universum auf eine große Ansammlung von abprallenden Teilchen reduziert wird, deren Reaktionen vorhersehbar sind und durch das verursacht werden, was vorher passiert ist. Das lässt keinen Raum für den freien Willen, irgendein Element oder irgendeine Energie, die einen Unterschied oder eine Abweichung von dem festgelegten Weg bewirken könnte, auf dem sich das Universum befand, befindet und weiter befinden wird. Unser Schicksal ist vorherbestimmt. Der Kurs ist festgelegt. Die Lösung dieser wissenschaftlichen Dogmatiker des 20. Jahrhunderts ist total - darin ist kein Platz für unseren Geist.

Diese Denkweise ist eine äußerst unbefriedigende Art, die Komplexität und Verwirrungen des Bewusstseins zu beschreiben. Sie ist auch extrem entmündigend für den Einzelnen. Mit dieser linearen Sichtweise zu leben oder auch nur in der Nähe von Menschen zu sein, die diese Sichtweise vertreten, ist zermürbend für die menschliche Psyche. Sie ist eine Plage des modernen Denkens und des modernen Seins.

Wie sieht nun das Ergebnis dieser philosophischen Debatte aus? Genetischer Determinismus bedeutet, dass, wenn eine bestimmte Art von Krebs oder eine bestimmte Herzkrankheit mit einer bestimmten Wahrscheinlichkeit in deinen Genen verankert ist, du diese Krankheiten auch mit der gleichen Wahrscheinlichkeit bekommen wirst. Keine deiner Handlungen kann diesen Verlauf abwenden, denn deine Lebensentscheidungen sind so auf ein sinnloses Nichts reduziert. Der Glaube an die mechanische Sichtweise des Universums und der Glaube an die reine Dominanz der DNA sind in ähnlicher Weise entmündigend.

Was können wir also tun, um uns wieder unserer Selbst zu ermächtigen? Welche Art von Überzeugungen und welche wissenschaftlichen Aspekte können unserem Leben wieder einen Sinn geben, wenn es durch mechanistisches Denken in der Physik oder Biologie ausgehöhlt wurde? In beiden Fällen weisen sowohl die moderne, fortschrittliche Wissenschaft als auch die frühe Philosophie und die alten Denksysteme auf Ebenen jenseits des Mechanismus hin. Unsere Rettung liegt also in dem, was *epi*-mechanisch ist.

In Bezug auf Physik und Metaphysik gibt es die Quantentheorie, die Bedeutung des Beobachtereffekts und die Idee des Bewusstseinsfeldes, das über, in und um das Feld der physischen Materie liegt. Wenn sich das Bewusstsein nicht nur aus dem physikalischen System ableitet und die physikalischen Untersuchungen der Neurowissenschaften noch keine Erklärung für das Bewusstsein auf physikalischer Ebene gefunden haben, dann kann es die Ebene des Handelns oder der Kreativität sein, die das Universum vor solch rein mechanischem Denken rettet.

Ähnlich verhält es sich mit der Biologie: Erst kürzlich haben wir entdeckt, dass wir nicht nur das Produkt unserer Gene sind.

Durch die Epigenetik verstehen wir, dass unsere Handlungen wichtig und entscheidend für unser Schicksal sind. Unsere Entscheidungen wirken sich auf unser Leben und des anderen Menschen aus, jetzt und in zukünftigen Generationen, und ziehen sich wie ein roter Faden durch das gesamte Leben. *Wir* sind wichtig!

Die Epigenetik ist also ein wissenschaftliches und philosophisches Heilmittel gegen eine böse Art von Nihilismus, der alles verschlingt, was das Leben zu bieten hat, sobald mechanisches Denken tief genug in unseren Lebens- und Glaubensgrundlagen verwurzelt ist. Die Macht der Genetik wird nicht angezweifelt, die Gene sind genau das, was das Leben über Milliarden von Jahren ermöglicht hat. Die Epigenetik beschreibt jedoch das, was den selbstbewussten Wesen, die dieses Leben genießen, einen Sinn gibt.

Praktisch gesehen ist dies also ein Aufruf zu den Waffen - ein Aufruf zum Handeln - der in Wissenschaft und Philosophie verwurzelt ist.

Du bist nicht hilflos! Deine Entscheidungen sind materiell und lebenswichtig! Jetzt weißt und verstehst du das. Jetzt bist du ermächtigt. Jetzt liegt es in deiner Verantwortung, dich weiterzubilden, entsprechend zu handeln und vielleicht auch andere aufzuklären.

Wo können wir also lernen und von wem können wir lernen? Die moderne Wissenschaft hat sich bereits ausführlich mit dem Thema befasst - suchen wir also woanders nach Hinweisen!

3.3

Traditionelles Wissen - Das Verständnis der Epigenetik genau betrachtet

Hindu-Philosophen haben die Erfahrung des „Seins" schon lange als ein Netz beschrieben. Die Gene bilden die Fäden des Netzes, die Elemente, die daran haften, verwandeln jedes Netz in ein einzigartiges Individuum. Die Individualität eines Organismus ist also zwischen Genom und Epigenom verborgen. Wir nennen das Wunder dessen „Schicksal". Wir nennen unsere Reaktionen darauf „Wahl". Wir nennen eine solche einzigartige Variante eines solchen Organismus ein „Selbst".."[8]

Quelle: *The Gene: An Intimate History*, Siddhartha Mukherjee

Im 20. Jahrhundert hat uns das moderne wissenschaftliche Verständnis in Form des genetischen Determinismus lange Zeit davon abgehalten, das Leben auf epigenetische Weise zu betrachten und zu untersuchen. Im Grunde haben wir Zeit und Möglichkeiten verloren, mehr über das herauszufinden, was so viel in unserem Leben steuert. Das erinnert uns an

8 Siddhartha Mukherjee, *The Gene: An Intimate History*

etwas: Wir mögen großartige Werkzeuge und Techniken für wissenschaftliche Untersuchungen besitzen, aber wir sind immer durch die Zeit limitiert. Und die größte zeitliche Begrenzung in dieser Hinsicht ist die menschliche Lebenszeit. Wenn wir an Generationen von Mäusen experimentieren, können wir das in Wochen oder Monaten tun. Wenn wir aber Generationen von Menschen und die Auswirkungen ihrer Entscheidungen, ihrer Ernährung, ihrer Gewohnheiten und ihrer Umwelt auf ihr Leben untersuchen, dann tun wir das in Jahren, Jahrzehnten und Jahrhunderten, über mehrere Generationen hinweg. Viele von uns können einfach nicht so lange warten. Wenn wir wissen, was wir über die Epigenetik wissen und wie sie uns und unsere Nachkommen beeinflusst, liegt es in unserer Verantwortung, gute Entscheidungen zu treffen und Maßnahmen zu ergreifen, die unser Epigenom verbessern.

Wenn unsere Zeit zum Handeln jetzt gekommen ist, aber erst in der Zukunft mehr Daten und Wissen zur Verfügung stehen, was bleibt uns dann im Hier und Jetzt?

Nun, wir können uns bei unserem Handeln von Vermutungen leiten lassen, die auf dem Teilwissen basieren, das wir jetzt haben, und hoffen, dass unsere Schätzungen auf der richtigen Seite der zukünftigen Entdeckungen liegen. Aber wenn wir uns an diesem Punkt selbst überlassen, sind wir sowohl ignorant als auch arrogant und lassen den großen Rest der Chancen außer Acht, weil er uns nicht in von Experten geprüften, modernen, wissenschaftlichen Forschungsarbeiten präsentiert wird. Die Quelle der Daten, die wir ignorieren, liegt in unserer Vergangenheit - all die Leben, die wir in den vergangenen Jahrhunderten gelebt haben, in denen zahllose Generationen kamen und gingen, zahllose Gewohnheiten und Verhaltensweisen ausprobiert, gefördert, losgelassen oder zensiert wurden. Und die ganze Zeit über gab es so intelligente, neurologisch leistungsfähige und emotional sensible Köpfe wie den unseren, die die Ergebnisse ihrer Arbeit beobachteten, analysierten und in unzähligen Formen festhielten. Wir müssen aufgeschlossen, rational, kreativ, objektiv und klar bleiben, wenn wir diese fantastische Ressource der menschlichen Vergangenheit auswerten wollen.

Natürlich gibt es bei der Erforschung der Vergangenheit auf diese Weise große Einschränkungen, allen voran der Mangel an Beweisen und Informationen. Wir müssen unsere Informationsquellen ganzheitlicher nutzen, d. h. wir müssen bereit sein, mehr anekdotische, religiöse, bildliche, architektonische und andere kulturelle Daten zu verwenden, um uns ein genaues Bild von den Ernährungsgewohnheiten, Entscheidungen und Verhaltensweisen zu machen, die den Lebensstil der Vergangenheit geprägt haben. Natürlich haben wir einige solide archivarische und archäologische Daten, auf die wir zurückgreifen können, aber wir müssen ergänzende Daten verwenden, um für unsere Zwecke nützliche Informationen zu erhalten.

Da wir genügend Daten hierfür haben, werden wir uns auf Belege aus den großen indischen, chinesischen, ägyptischen, griechischen, römischen und islamischen Zivilisationen stützen. Wo es möglich ist, werden wir auch Praktiken und Lebensempfehlungen aus anderen schamanisch geprägten Traditionen auf der ganzen Welt einbeziehen. Auf diese Weise können wir den Rahmen unserer Diskussion und Überlegungen zu dem, was wir als positive epigenetische Praktiken bezeichnen würden, erweitern und beobachten, wie sich diese Ansätze und Systeme zu unseren neueren Erkenntnissen verhalten.

Im nächsten Abschnitt werden wir uns mit einigen spezifischen Praktiken und Aspekten des Lebens in der Antike befassen, die sich auf viele Bereiche beziehen, die wir zuvor besprochen haben. Doch zuerst müssen wir das Gesamtbild betrachten. Wie schufen die frühen Zivilisationen umfassende Verhaltens- und Philosophiesysteme, die ein epigenetisches Leben unterstützten? Einfacher ausgedrückt: *Was galt in früheren Zeiten als gutes Leben?*

Einer meiner größten Durchbrüche kam, als ich die Verbindung zwischen dem Konzept des Karmas und der Epigenetik realisierte. Hier ist ein Auszug aus den Upanishaden zum Thema Karma, der den Anfang macht:

Wie ein Mensch nun so oder so ist,
so wie er handelt und wie er sich verhält, so wird er sein;
ein Mensch mit guten Taten wird gut, ein Mensch mit schlechten Taten wird schlecht;
er wird rein durch reine Taten, böse durch böse Taten.

Und hier heißt es, dass der Mensch aus Begierden besteht,
und wie sein Verlangen ist, so ist auch sein Wille;
und wie sein Wille ist, so ist auch seine Tat;
und welche Tat er auch tut, deren Früchte wird er ernten.

— Brihadaranyaka Upanishad, 7. Jahrhundert v. Chr.

Karma ist ein Wort aus dem Sanskrit und bedeutet so viel wie „Handlung" oder „Tat". Karma ist ein zentrales Konzept in allen indischen Religionssystemen, einschließlich des Buddhismus, aber auch im Daoismus in China. Ursprünglich wurde dieser Begriff verwendet, um zu beschreiben, wie bewusste Wesen (also wir) ihr Schicksal durch die Qualität und Art ihrer Handlungen bestimmen können. Im Wesentlichen bedeutet Karma, dass der Mensch Herr über sein Schicksal ist. Wenn wir sagen: „Unser Karma", meinen wir eigentlich die Summe unserer Handlungen und Entscheidungen während unseres Lebens. Die Entwicklung des Begriffs bedeutet, dass unsere Entscheidungen und Verhaltensweisen - ob gut oder schlecht - unsere zukünftigen Erfahrungen im Leben entsprechend beeinflussen.

Kannst du hier auch die auffallende Parallele zur Epigenetik erkennen? Karma und Epigenetik bergen beide die gleichen Chancen und Risiken: Entscheidungen und Erfahrungen deiner Vergangenheit können sich in deiner Psyche oder in deinen Genen manifestieren und deine Zukunft beeinflussen. Schlechte Entscheidungen und Gewohnheiten wirken nach und verursachen später Probleme. Wenn wir uns schädlich ernähren, in einem toxischen Umfeld leben, ein Trauma erleiden oder es anderen (und damit auch uns selbst) zufügen, werden wir wahrscheinlich die negativen Folgen zu spüren bekommen. Aber es gibt auch eine Chance auf Hoffnung. Wir können uns und unsere Gene durch positives Handeln reinigen. Wir haben die Macht, unseren Zustand zu verbessern. Die Weisen haben das am besten ausgedrückt, als sie sagten: *„Wir werden ernten, was wir säen."*

Lass uns nun eine Ebene tiefer gehen. Du weißt vielleicht schon, dass Karma mit der Idee der Wiedergeburt zusammenhängt und dass es das altbewährte Konzept des Ahnenkarmas gibt, das die Summe der Handlungen deiner Eltern und der Eltern deiner Vorfahren darstellt. Kommt dir das bekannt vor? Dieser Gedanke spiegelt das Kernkonzept der epigenetischen Vererbung wider. Wir tragen das Karma, bzw. Epigenom unserer Eltern in uns, und wir geben unser eigenes Karma und Epigenom an unsere Kinder weiter. Im *Kundalini Yoga* heißt es, dass die Heilung einer Seele sieben Generationen zurück und sieben Generationen vorwärts wirken kann. Das stimmt auch mit der Epigenetik überein, denn die Forschung verschiebt die Anzahl der Generationen, die epigenetische Spuren in unserem Leben hinterlassen können, immer weiter nach hinten, ganz zu schweigen von den verhaltensbezogenen und kulturellen Aspekten, die eindeutig über viele Generationen weitergegeben werden können. Wenn wir diese Probleme zu unseren Lebzeiten angehen, befreien wir unsere Kinder und deren Kinder sozusagen von den genetischen und verhaltensbezogenen Prädispositionen, die in der Familie verankert waren.

Die früheren indischen Weisen verfügten nicht über die genaue wissenschaftliche Expertise oder Methodik, um diesen Mechanismus auf zellulärer Basis zu verstehen. Sie verfügten jedoch über die Weisheit, die Perspektive und die Klarheit des Denkens, um die Auswirkungen dieses Mechanismus im Laufe des Lebens und innerhalb der Familien zu erkennen. Sie mussten weder die Methylierung noch die Histone verstehen. Sie sahen jedoch, wie die Ernährung, das Umfeld und die Beziehungen der Menschen zu bestimmten Ergebnissen führten und konnten so die losen Puzzleteile miteinander verbinden. Hätten Genetiker dem Karma mehr Aufmerksamkeit geschenkt, wären wir vielleicht schon ein paar Jahre weiter in unseren heutigen Forschungsansätzen.

Nun war Indien nicht unbedingt das einzige Land, das Aspekte der Epigenetik in seinen spirituellen oder religiösen Systemen verankerte. Andere spirituelle Traditionen verfügten über ähnliche Konzepte. So gibt es zum Beispiel das christliche Konzept der Sünde und die Lehren des Islam, dass Gott dich für deine schlechten Taten in diesem oder im nächsten Leben strafen wird. Gewalttätigkeit und der Verzehr falscher Nahrungsmittel galten als Sünde, ebenso wie übermäßiger Alkoholkonsum und eine sitzende Lebensweise. Es gab also noch andere religiöse Systeme, die epigenetische Prinzipien widerspiegelten, doch keines tat dies so direkt wie das Gesetz des Karmas.

Sünde, *Ithm* und sogar Karma waren also Konzepte zur Weitergabe der gesammelten Weisheit, wie man am besten leben sollte. Aber sie waren auch eindeutig zur Bevölkerungskontrolle gedacht. Sie gaben geistlichen und irdischen Führern Macht über das Verhalten der Menschen. Wenn die Strafe für rebellisches oder ungehorsames Verhalten auf deine unsterbliche Seele fiel, hielten sich die Bauern eher an die Regeln. Wie bei allen religiösen Themen müssen wir also auch diese heiligen Gesetze und Mechanismen irgendwo auf einem Spektrum zwischen Methoden, die von den Führern entwickelt wurden, um nützliche Informationen zu übermitteln, und Werkzeugen für die Massenkontrolle eingesetzt wurden (indem sie die Hölle als Peitsche und den Himmel als Zuckerbrot einsetzen) ansiedeln. Das ist ein Aspekt der Verwendung von Philosophie und anderen Mitteln auf der

Jagd nach dem traditionellen epigenetischen Verständnis. Die Wissenschaft versucht zumindest, objektiv zu sein, während das bei der Religion weniger der Fall ist, was bedeutet, dass wir kritischer und vorsichtiger sein müssen, was ihre wahren Absichten angeht.

3.4

Selbsthilfe in längst vergangenen Zeiten - spirituelle Praktiken zur Reinigung der Gene

Wir haben uns damit befasst, warum wir frühere Konzepte in ein Buch der Wissenschaft aufgenommen haben, warum mechanisches und materialistisches Denken uns in ein dunkles Loch gestürzt hat und wie die Epigenetik uns da wieder herausholen kann. Schließlich haben wir uns damit befasst, wie die Menschen in der Vergangenheit umfassende Glaubenssysteme für ihr Leben entwickelt haben, die allgemeine Grundsätze für den Umgang mit den Gefahren und Chancen des menschlichen Handelns enthalten.

Aber genug gepredigt - wie sieht es nun mit der praktischen Anwendung aus?

Wir werden uns jetzt einige der konkreten Verhaltensweisen ansehen, die die Menschen in der Vergangenheit anwandten, um gesund und glücklich zu bleiben, was die Schamanen, Weisen, Priester und Gelehrten ihrem Volk vorschrieben und wie sich diese Praktiken mit modernen Konzepten und

Forschungen unter einen Hut bringen lassen. Dies sind keine rein epigenetischen Praktiken. Vielmehr handelt es sich um empfohlene (und manchmal auch befohlene) Praktiken, die für das allgemeine körperliche und geistige Wohlbefinden gedacht waren.

Beginnen wir mit unserem Lebensumfeld und der persönlichen Hygiene. Wir denken oft, dass die Menschen in der Vergangenheit viel schlechtere Hygienegewohnheiten hatten: Sie badeten seltener, benutzten weniger effektive Abwassersysteme (falls überhaupt) und lebten allgemein schmutziger. In vielen Fällen hast du damit auch Recht, vor allem in Europa, wo das Baden weit weniger verbreitet war. Es gibt aber auch viele Belege dafür, dass spirituelle oder religiöse Anschuungen auf der ganzen Welt ihren Anhängern positive Hygienegewohnheiten auferlegen.

Denn Gott liebt diejenigen, die sich Ihm beständig zuwenden, und er liebt diejenigen, die sich rein und sauber halten.
- Koran (2:222). Sauberkeit ist die Hälfte des Glaubens. -
Hadith (Prophet Muhammad)

Die islamische Religion schreibt ihren Anhängern vor, sich fünfmal am Tag vor jedem Gebet die Hände, Füße und das Gesicht zu waschen, was auch als *Wudu* bezeichnet wird. Es gibt auch ein intensiveres Ganzkörperbad, das als *Ghusl* bezeichnet wird und seltener durchgeführt wird, etwa nach dem Geschlechtsverkehr. Deshalb haben viele islamische Gesellschaften öffentliche Badehäuser und Waschbrunnen gebaut, von denen etliche auch heute noch in Gebrauch sind, wie zum Beispiel die Hammams in der Türkei.

Auch die alten Juden und einige frühe Christen hielten sich an die rituelle Waschung und Reinigung des Körpers, wie sie im *Buch Levitikus* beschrieben ist. Es war eigentlich der Rebell Jesus, der die zwanghafte Strenge dieser Regeln auf Kosten der Liebe und des guten menschlichen Verhaltens aufhob. Vielleicht war dies der Grund, warum das christliche Europa einer der schmutzigsten Orte der Menschheitsgeschichte war. Abgesehen davon waren Jesus und sein Verkünder Johannes maßgeblich an der Verbreitung des Brauchs beteiligt, mindestens einmal im Leben ein Ganzkörperbad zu nehmen, auch bekannt als Taufe.

Im fernen Osten waren rituelle Waschungen und Reinigungen auch im vedischen Leben fest verankert, wo eine ranghohe Kaste oft die individuelle Hygiene bestimmte. In Japan gibt es noch heute *Harae* und *Misogi*, die Reinigungsrituale mit Wasser aus der Shinto-Tradition. Auch in einer anderen Kultur gab es Spas, die es mit türkischen Hammams aufnehmen konnten: *Onsen* im heutigen Japan.

Dann wäre da noch das *Sanskrit*-Konzept der *Saucha*, das sowohl mit geistiger als auch mit körperlicher Reinheit und Sauberkeit in Verbindung steht. Saucha bedeutet, dass man auf die Umgebung, die Menschen und die Energie achten muss, der man sich aussetzt. Eine ganze Reihe von Yoga-Praktiken wurde entwickelt und konnte etabliert werden, um die Menschen von Unreinheiten (sowohl geistiger als auch körperlicher Art) zu reinigen, damit sie ein gesünderes und besseres Leben führen konnten.

Diese Konzepte beziehen sich nicht nur auf die Sauberkeit von Körper und Geist, sondern auch von Haus und Heim. In China gibt es das Konzept des *Feng Shui*, bei dem es um die harmonische Umgestaltung eines Hauses geht, um auch Harmonie in sich selbst zu erzeugen. In Persien gab es das Fest *Nowruz*, das zur Sommersonnenwende gefeiert wurde und bei dem man das Haus buchstäblich auf den Kopf stellte. Wir könnten noch viele weitere Konzepte und Praktiken aus Gesellschaften der ganzen Welt aufzählen, bei denen religiöse oder spirituelle Praktiken die persönliche und ökologische Sauberkeit in den Mittelpunkt stellten...

Festzuhalten bleibt, dass viele dieser Reinigungskonzepte kaum einen Unterschied zwischen körperlicher oder ökologischer Sauberkeit und geistiger, mentaler oder emotionaler Reinheit machen. Das eine hing oft mit dem anderen zusammen und die Reinigung der einen Seite dieser Gleichung sollte auch die andere Seite pflegen. Dieser Aspekt ist sehr aufschlussreich. In der heutigen Zeit neigen wir dazu, Wellness und Sauberkeit zu trennen. In früheren Zeiten war dies stärker miteinander verbunden und voneinander abhängig, wobei die rituelle Reinigung sowohl körperlicher als auch spiritueller Natur war. Daraus können wir lernen, dass Ordnung in der Umwelt, Sauberkeit des Körpers, Klarheit der Gedanken und Reinheit des Herzens alle auf demselben Spektrum des Wohlbefindens liegen. Dies wird durch die Erkenntnisse der modernen Lebensforschung gestützt, die besagt, dass unser Verhalten und unser Wohlbefinden viel stärker miteinander verbunden sind als bisher angenommen. Wir werden an schmutzigen Orten emotional depressiver, und wir wissen, dass eine längere Belastung durch Feuchtigkeit und Schimmel zu epigenetischen Veränderungen und körperlichen Krankheiten führen kann. Diese Verflechtung der verschiedenen Lebensaspekte ist vielen antiken religiösen oder spirituellen Praktiken allgegenwärtig.

Seit Urzeiten gibt es verschiedene Formen von Spiritualität und Religion, die alle ein ziemlich einheitliches Ziel haben: Frieden, Freude, Gelassenheit, Gesundheit und Wohlstand. Viele Weltreligionen gehen damit einher: Gebet, Mantra, Meditation, rituelle Bewegungen und Gesang. Die Tatsache, dass so viele religiöse Gruppen über so viele Epochen und Regionen hinweg so ähnliche Traditionen haben, lässt vermuten, dass sie einen gewissen Nutzwert verkörpern. Es ist unwahrscheinlich, dass so viele Menschen so viel Zeit in Aktivitäten investierten, die nur einen geringen oder gar keinen praktischen oder spirituellen Nutzen hatten. Sie müssen in der Lage gewesen sein, einige ihrer Ziele durch diese kontemplativen und positiv wirkenden Handlungen zu erreichen.

Schauen wir uns in diesem Zusammenhang zuerst die Meditation an. Meditation zu definieren ist eine äußerst undankbare Aufgabe - ein bisschen wie der Versuch, Kunst zu definieren. Aber für die Zwecke dieser Erörterung werden wir festhalten, dass Meditation eine Technik ist, um den Geist auf ein Objekt, einen Gedanken oder eine Aktivität zu fokussieren, um einen mental klaren und ruhigen Zustand zu erlangen. Diese Definition beschränkt uns nicht auf östliche Religionen (etwa Buddhismus oder Hinduismus), die viele in unserer modernen Gesellschaft typischerweise mit Meditation in Verbindung bringen. Einschlägige Meditationstechniken finden wir in fast jeder religiösen oder spirituellen Gruppierung der Welt. Viele der Propheten des Judentums werden in der Thora bei der Meditation beschrieben. Die frühen griechischen Christen beschreiben spirituelle Übungen, die Konzentrationsübungen beinhalten, und das gilt auch für die mittelalterlichen Mönche. *Tafakkur* oder *Tadabbur* sind Techniken der Sufis, um sich niederzulassen und über das Universum und unseren Platz darin nachzudenken. Sie werden als notwendig erachtet, um sich kognitiv und emotional weiterzuentwickeln (d.h. klarer zu denken, froher und liebevoller zu sein). Wir haben hier weder die Zeit noch den Platz, um die zahllosen anderen stillen, sitzenden, kontemplativen Praktiken mit diesen Zielen zu beschreiben, die weltweit existieren.

Doch wir alle wissen, wie ein geschäftiger, hektischer und fahriger Geist zu übermäßigem Grübeln und Stress führt. Wir haben uns bereits mit den Auswirkungen von Stress und Trauma in der Epigenetik befasst und damit, wie Traumata von einer Generation über das Epigenom an die nächste weitergegeben werden und die Anfälligkeit für geistige und körperliche Krankheiten beeinflussen können. So sind diese meditativen Praktiken, die die Aufmerksamkeit des Geistes auf einen ruhigen, oft externen Fokuspunkt lenken, Methoden, um denselben toxischen Stress während der Meditation selbst zu reduzieren, aber auch, um uns in einen dauerhaften psychologischen Zustand zu bringen, in dem wir runterfahren, was uns später widerstandsfähiger macht. Wenn wir uns der Bewegung und des Fokusses unseres Geistes bewusster sind, können wir diesen besser beherrschen und ihn als Werkzeug einsetzen, anstatt uns negativ beeinträchtigen zu lassen.

Die Weisen der Menschheitsgeschichte hatten erkannt, dass sich unser Körper nach ruhigen und stressfreien Phasen sehnt, und so haben sie Meditationstechniken entwickelt, die uns zugute kommen (ob sie nun epigenetisch klassifizierbar sind oder nicht) und die bis in die heutige Zeit reichen. 1979 gründete John Kabat-Zinn, ein amerikanischer Schüler und Praktizierender des Zen-Buddhismus, die Stressreduktionsklinik an der *University of Massachusetts Medical School.* Bald benannte er das Programm in *Achtsamkeitsbasierte Stressreduktion* um. Er entfernte alle buddhistischen Bezüge und säkularisierte ihn vollständig für ein modernes westliches Publikum. Und siehe da, die moderne Achtsamkeitspraxis war geboren. Sie verfolgte dieselben Ziele wie zuvor, war aber so verpackt, dass sie am besten für ihr Zielpublikum geeignet war. Ihr Ziel war jedoch identisch - die Selbsterkenntnis.

Mit der Achtsamkeit kommt die Handlungsfähigkeit, also die Fähigkeit, bewusste Entscheidungen unabhängig von flüchtigen Wünschen und Launen zu treffen. Zum Beispiel die Entscheidung, auf die Zigarette zu verzichten, einen Spaziergang in der Natur zu machen, statt in die Kneipe zu gehen, den grünen Smoothie einem Schokomilchshake vorzuziehen oder zu trainieren, statt Netflix zu schauen. Indem wir Handlungsfähigkeit und Willen haben - zwei Eigenschaften, die aus disziplinierter Meditation resultieren - können wir bessere epigenetische Entscheidungen treffen. Wir können unseren Lebensstil bewusst zum Wohle von uns und unseren Familien gestalten. Indem wir diese Eigenschaften perfektionieren, fertigen wir den Schlüssel zu einem besseren Leben.

Lass uns nun über Mantra und Gebete sprechen. Das Sprechen oder Singen spezifischer, wiederholter Phrasen ist ein weiteres Kennzeichen religiöser Traditionen. Im Osten sind Mantras heilige Phrasen, die Aspekte des Göttlichen betonen oder beschreiben, wie man etwas in sein Leben integrieren möchte.

Kommen wir in dem Zusammenhang zu einem ganz konkreten Beispiel für die berühmtesten Mantras der Welt:

Om Mane Padme Hum

Der Dalai Lama meinte, dass dieses Mantra die Macht hat, *„deinen unreinen Körper, deine Sprache und deinen Geist in den reinen Körper, die reine Sprache und den reinen Geist eines Buddhas zu verwandeln"*. Grob übersetzt bedeutet der Titel: „Preisung des Schatzes im Lotus". Aber wie bei vielen Gebeten und Mantras gibt es auch hier eine Vielzahl von Auslegungen.

Schauen wir uns den Text Silbe für Silbe an:

Om - Der Urklang aller Schöpfung
Ma - Auflösung von flüchtigem Verlangen und weltlichem Anspruch
Ne - Geduld und Fürsorge für uns selbst und andere
Pad - Zeugnis ablegen ohne Vorurteile und Verurteilungen
Me - Das Ablassen von Besitztümern und der Fokus auf das Wesentliche
Hum - Der unerschütterliche und unverrückbare Grund allen Seins

Die wörtliche Übersetzung des Satzes als Ganzes ist Teil der Bedeutung und bezieht sich auf den Lebensfunken, der im Herzen wohnt und der uns erleuchtet. Jede Silbe hat zudem ihre eigene tiefere Bedeutung, über die man nachdenken kann. Menschen, die dieses Mantra verwenden, sollten es nicht blindlings wiederholen, sondern über jede seiner unzähligen Bedeutungen nachdenken.

Es gibt ein Hilfsmittel, welches das östliche Mantra mit den westlichen Gebeten verbindet und das von Irland bis Japan ziemlich einheitlich verwendet wird: Gebetsketten. In

Asien verwenden die Japaner die *Juzu*, andere buddhistische und hinduistische Traditionen die *Mala* und die Katholiken den *Rosenkranz*. Es handelt sich dabei in der Regel um eine Art Perlen- oder Knotenkette. Man lässt sie durch die Hände gleiten, wobei jede Perle eine weitere Wiederholung des Gebets oder Mantras darstellt. Im Katholizismus gibt es eine gemeinsame Struktur für das Rosenkranzgebet:

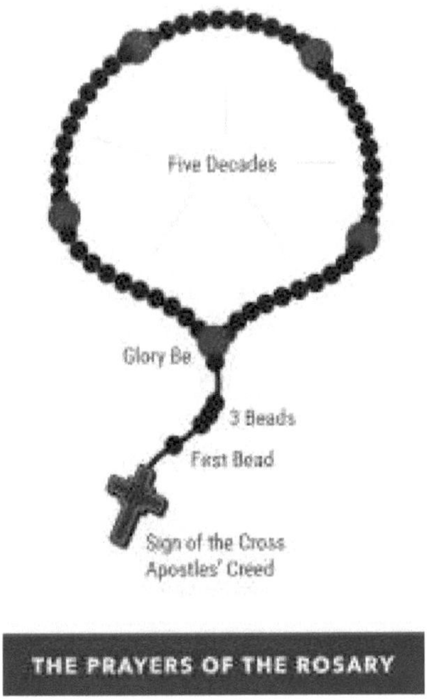

1. Das Kreuz - beim Bekreuzigen geht es darum, sich selbst und andere segnen.
2. Das Apostolische Glaubensbekenntnis - beim Halten des Kruzifixes in der Hand hält man gleichzeitig die wichtigsten Glaubensgrundsätze.
3. Das Vaterunser - an der ersten großen Perle, bekräftigt die Macht und Gerechtigkeit Gottes.

4. Das Ave Maria - auf jeder der nächsten drei Perlen, erinnert an die Tugenden, die Maria gezeigt hat.
5. Das Gloria Patri - direkt vor der nächsten großen Perle, zur Ehre Gottes.

Diese sich wiederholenden Gebete mit Hilfe eines physischen Gegenstandes sind einmal mehr eine Möglichkeit, die zentralen Kräfte und Lehren des katholischen Glaubens zu stärken. Du segnest dich, betonst, woran du glaubst, bekräftigst die totale Macht Gottes, erinnerst dich an irdische Tugenden, bittest um heilige Gunst und drückst Dankbarkeit für das Leben selbst aus. Das sind mächtige Sätze, und wenn du sie zehn- oder hundertmal am Tag wiederholst, hinterlässt das starke und begleitende Spuren in deiner Psyche. Durch sie kannst du an deine eigene Rechtschaffenheit glauben, an die Macht des Gottes, dem du folgst, und daran, wie du dich in diesem Leben verhalten musst, um die besten Ergebnisse zu erzielen.

Obwohl Muslime Gebetsperlen, bzw. *Masbaha* verwenden, haben sie auch andere Wege entwickelt, um konsequent zu beten und wichtige Konzepte in ihrer Psyche zu verankern. Der berühmte Gebetsruf, *adan*, ertönt fünfmal am Tag von den Minaretten der Moscheen, genauer gesagt vom Muezzin. Das ist eine gemeinschaftsweite Aufforderung, zum Gebet zu kommen und gemeinsam die Lehren des Islam und den Glauben an Allah zu bekräftigen. Hier sind einige ungefähre Übersetzungen von Auszügen aus dem täglichen Gebet, der *Salah*, im Islam:

„Allah ist der Ewige und Absolute. Er zeugt nicht, noch wurde er gezeugt. Und es gibt niemanden, der Ihm ebenbürtig ist."

„Allah erhört diejenigen, die Ihn preisen. Oh mein Herr! Vergib mir!"

„Friede und Allahs Barmherzigkeit und Segen seien dein, oh Prophet! Friede sei mit uns und mit den frommen Dienern Allahs!"

„Oh Allah, hilf mir, mich an Dich zu erinnern und Dir zu danken, und hilf mir, Dich auf ewig zu verehren."

Auch hier finden wir eine sehr ähnliche Reihe von Mantras, bzw. Gebeten wie im christlichen Glauben wieder, mit Abweichungen, in anderen Sprachen, aber nach genau denselben Prinzipien.

Es existieren auch unzählige Mantras aus anderen, weniger verbreiteten Traditionen, die auf spezifische Ziele ausgerichtet sind. Zum Beispiel das *Ho'oponopono* der Hawaiianer. Es bedeutet so viel wie *„die Dinge richtig handhaben"*. Dies ist eine hawaiianische Gebetspraxis, die speziell auf Vergebung ausgerichtet ist.

Das Mantra besteht aus vier Sätzen, die abgekürzt und übersetzt in etwa bedeuten:

Es tut mir leid!
Verzeih mir!
Ich danke dir!
Ich liebe dich!

Diese Phrasen werden in der Trauerbewältigung oder bei der Bewältigung von Traumata verwendet, entweder aus der Perspektive des Angreifers oder des Opfers. Bei der Traumabewältigung kommt es weniger darauf an, die konkreten Fehler und Details vergangener Übergriffe zu finden, sondern vielmehr darauf, die Reste von Stress, die in unserer Psyche oder in unserem Wesen verbleiben, aufzulösen und davon loszulassen. *Ho'oponopono* ist eine traditionelle Methode, um sich mental von vergangenen Problemen zu befreien, nicht unähnlich dem Sündenablass im Christentum. Das ist ein Konzept, das mit der Reinigung unseres Epigenoms zusammenhängt, indem wir Maßnahmen ergreifen und Veränderungen vornehmen, um die Verbindung zwischen einer negativen Vergangenheit und unserer Zukunft zu lösen.

Es finden sich gar einige säkulare Übernahmen aus diesen Traditionen des Gebets und des Mantras im Weltlichen. In den 70er Jahren trugen zwei amerikanische Studenten der *UC Santa Cruz* in Kalifornien die Arbeiten und Lehren von Fritz Perls, einem Psychologen, Virginia Satir, einer Familientherapeutin, und Dr. Milton Erickson, einem Hypnotherapeuten, zusammen. Aus dieser eklektischen Mischung von Experten entwickelten sie den Begriff und die Techniken des Neuro-Linguistischen Programmierens (NLP). NLP weist im Wesentlichen eine Sammlung von Sätzen und Affirmationen zur Unterstützung und Entwicklung in verschiedenen Lebensbereichen auf - seien es familiäre Beziehungen, das Berufsleben, persönliche Fähigkeiten, Emotionen, Selbstvertrauen oder kognitive Fähigkeiten. Diese Affirmationen und Übungen werden wie ein Mantra wiederholt, um dem Gehirn positive Gedanken einzuprägen und um zu versuchen, gängige Muster in produktivere oder positive Verhaltensweisen umzuwandeln. Natürlich wird dies von der Schulmedizin heftig kritisiert und als alternative Therapie eingestuft, die maximal in Verbindung mit anderen Heilmethoden eingesetzt werden könnte. Aber die Beziehung zu den Mantra- und Gebetstraditionen ist offenkundig. NLP erwähnt weder Gott noch die meisten anderen vergleichbaren Elemente, aber sie verfolgt denselben Grundsatz.

Eine weitere interessante Verbindung besteht zwischen schamanischen Trommeln und Gehirnfrequenzen. Trommeln werden seit Jahrtausenden weltweit bei religiösen Zeremonien eingesetzt. Seit Anbeginn der Menschheitsgeschichte geben sie den Gesängen am Feuer einen Rhythmus. Männer und Frauen verlassen sich oft auf den Schlag auf der Trommel, um veränderte Bewusstseinszustände zu erreichen, in denen sie versuchen, in verschiedenen Bereichen oder mit Geistern zu arbeiten, um Ergebnisse in die materielle Welt zu übertragen. Eine ähnliche Technik wurde in den 40er und 60er Jahren von Jose Silva entwickelt, einem Radiotechniker aus Laredo, Texas. Silva kombinierte sein Wissen über Radiofrequenzen mit den Erkenntnissen der aufkommenden Neurowissenschaften und seinem persönlichen Studium der Rosenkreuzer, der Alchemie und anderer esoterischer Gruppen. Er entwickelte eine Technik, die auf Schallwellen, Mantras und Hypnose basierte, um den mentalen Zustand seiner Schüler zu verändern. Mit dieser Technik konnte er die Zyklen innerhalb der Gehirne der Menschen in den üblichen Frequenzbändern der geistigen Aktivität verlangsamen. Die moderne Neurowissenschaft hat erkannt, dass die verschiedenen Zustände der Gehirnfrequenzen bestimmte Aufgaben in unserem Leben erfüllen, z. B. die Homöostase zu beruhigen, das Gedächtnis und das Lernen zu verbessern oder den Körper zu heilen. Silva machte sich dies zunutze und bot positive Programmierungen oder Mantra-Rezitationen in geeigneten Momenten an, um psychologische

Zustände zu beeinflussen. Nach jahrzehntelanger Praxis hat man festgestellt, dass erfahrene Meditierende geschickt zwischen verschiedenen Gehirnzuständen wechseln können. Silva nutzte Klangfrequenzen, um relativen Neulingen die gleichen Fähigkeiten zu verleihen. Es ist faszinierend zu sehen, wie die Trommelschläge der Schamanen diese Frequenzen in den verschiedenen Teilen ihrer Zeremonien widerspiegeln. Die Menschen haben versucht, die Macht des Geistes und dessen Beziehung zu den Frequenzen zu nutzen, um den Körper zu beeinflussen, und zwar mit den Technologien, die zu ihrer jeweiligen Zeit zur Verfügung standen.

Hier haben wir also ein weiteres Beispiel dafür gefunden, dass die Menschen unserer Zeit auf Techniken zur Lebensverbesserung aus der Vergangenheit aufbauen, sie aber mit den technischen Fortschritten von heute verbinden. Ob im Summen eines Mantras oder einer modernen Affirmation oder in den Trommelschlägen eines Schamanen - wir können den Wunsch förmlich spüren, unsere Lebensweise zu verbessern. Das sind Wege, um Denk- und Verhaltensmuster umzuschreiben, das zu verstärken, was wir sein wollen, und das abzulegen, was wir hinter uns lassen wollen. Es sind Wege, um Veränderungen zu bewirken - Veränderungen, die im Geist beginnen, im Körper widerhallen und im Epigenom enden.

Wir haben uns damit befasst, wie wir uns selbst wahrnehmen und mit uns umgehen sollen, aber wie sieht es damit aus, wie wir mit anderen umgehen? Wie wirkt sich die Qualität unserer Beziehungen auf unser Epigenom aus, und welche Vorkehrungen haben die Menschen in der Vergangenheit getroffen, um die Bindungen, die uns schützen und heilen, zu festigen?

In Abschnitt 2.4 haben wir die möglichen negativen epigenetischen Auswirkungen von Traumata und extremem Stress untersucht, aber wir sind noch nicht auf Einsamkeit und negativ wirkende menschliche Beziehungen eingegangen. Die Forschung deckt auch die Dynamik des Zusammenspiels von Genetik und Epigenetik in Bezug auf Einsamkeit auf.[9] Einerseits haben Wissenschaftler bestimmte Gene gefunden, die Menschen durch neurologische Faktoren empfindlicher für das Gefühl des Alleinseins machen, und dieselben Faktoren können auch dazu führen, dass Menschen isolierter werden. Andererseits haben Wissenschaftler auch einen epigenetischen Aspekt aufgedeckt: Soziale Isolation und ein Mangel an Beziehungen können - über das Epigenom - den kognitiven Verfall verstärken, das Stressniveau erhöhen und das Krebsrisiko steigern. Diese Erkenntnisse wurden in einer Studie an Ratten entdeckt, die wenig Fürsorge erhielten und dadurch geringere Methylierungswerte aufwiesen.[10]

Die Bedeutung der Gemeinschaft und familiären Beziehungen war den vorindustriellen Gemeinschaften auf der ganzen Welt bereits bewusst und deshalb tief verankert. Sie haben vielleicht einige der biologischen Prozesse der Einsamkeit nicht explizit verstanden, aber in ihrem Einfühlungsvermögen und ihrer Intuition ist die Betonung der Aufrechterhaltung des gesamten Spektrums von Gemeinschaftsbeziehungen unseren typischen modernen Verhaltensweisen weit voraus. Es gibt da das universelle, frühere Sprichwort vom „*Respekt vor den Älteren*", das in fast allen religiösen Gesetzen vorkommt. Ältere Menschen sind auch am stärksten von Einsamkeit

9 https://www.apa.org/science/about/psa/2017/09/loneliness-sick
10 https://www.researchgate.net/publication/8055512_Maternal_Programming_of_Individual_Differences_in_Defensive_Responses_in_the_Rat

bedroht, da ihre Freunde und früheren Familienmitglieder mit großer Wahrscheinlichkeit bereits verstorben sind. Was übrig bleibt, sind die Familienmitglieder jüngerer Generationen. In traditionellen Gesellschaften wurden ältere Menschen sowohl aus kulturellen Gründen als auch aus pragmatischer Notwendigkeit enger umsorgt. Die Stämme waren enger miteinander verbunden und aufeinander angewiesen als die modernen lokalen Gemeinschaften, deshalb waren harmonische Beziehungen umso wichtiger. Ältere Menschen waren auch Wissenslieferanten, weil früher sehr viel weniger Menschen Zugang zu schriftlichen Quellen hatten. Deshalb wurde den Älteren auch mehr Respekt für ihr Wissen und ihre Erfahrung entgegengebracht, da es schlicht oft keine anderen Möglichkeiten gab, auf die Vergangenheit zuzugreifen, als durch die lebendige Erinnerung.

Indem wir generationenübergreifend Fürsorge und Respekt zeigen, handeln wir nicht nur zum Wohle unserer Familie, sondern schützen uns auch vor Einsamkeit und ihren negativen Auswirkungen auf die Gesundheit. Wir bewahren das Wissen von einer Generation zur nächsten und schützen unsere Kultur, die an sich schon epigenetische Auswirkungen auf Trauma und Identität hat. Wenn ein Volk Elemente seiner einheimischen Kultur verliert - sei es organisch durch Modernisierung und Globalisierung oder gewaltsam durch Unterdrückung oder kulturellen Völkermord - kann das daraus resultierende Trauma, keine Identität und kein Glaubenssystem zu besitzen, destabilisierend für die Menschen und ihr Wohlbefinden wirken. Man kann eine Schneise der Verwüstung und des Elends in der Geschichte indigener Völker auf der ganzen Welt erkennen und zahllose Beispiele dafür finden, in denen einem Volk die Kultur entrissen und damit die Identität geraubt wurde.

Wenn die epigenetische Forschung schließlich abgeschlossen sein wird, werden sich vermutlich deutliche Spuren dieser Ereignisse und traumatischen Prozesse in den Epigenomen der Menschen finden, sowohl durch den ursprünglichen Verlust der Werte als auch durch die toxischen Einwirkungen, denen die Menschen im modernen Leben ausgesetzt sind.

Ein gutes Beispiel hierfür sind die Ureinwohner Amerikas. Viele von ihnen wurden aus den fruchtbaren Wäldern des amerikanischen Südostens vertrieben und gezwungen, quer durch das Land in Indianerreservate, in den trockenen Ebenen und Wüsten des Mittleren Westens, zu ziehen. Ihre Kinder wurden in Umerziehungsschulen gezwungen, in denen jegliche indianische Kultur strengstens verboten war, während destillierter Alkohol (und später Opiate) die eigentliche Währung in diesen Reservaten wurde. Auch heute noch gibt es in den Reservaten nur wenige öffentliche Gesundheits- und Bildungseinrichtungen, und die Hauptnahrungsquelle vieler Menschen sind Tankstellenshops, die billige und extrem verarbeitete Lebensmittel verkaufen. Dieser kombinierte psychologische und physiologische Schaden geht über den kulturellen Völkermord hinaus und kann als (*epi-*)genetischer Völkermord eingestuft werden. So wie wir die Spuren des Holocausts im Epigenom der Kinder der Überlebenden gefunden haben, werden wir diese Auswirkungen auch anderswo auf der Welt in den menschlichen Hinterlassenschaften finden, die die Globalisierung übrig lässt.

Bevor wir uns dem nächsten Bereich zuwenden, in dem wir von den Praktiken der Antike lernen können (speziell in Bezug auf die Ernährung), müssen wir uns zunächst auf das konzentrieren, was diese Menschen *nicht* gegessen haben - damit wären wir bei der traditionellen und nahezu universellen Praxis des Fastens.

Es gibt Belege für Fastenrituale im antiken Griechenland, im präkolumbianischen Peru und bei den amerikanischen Ureinwohnern. Im alten Ägypten gab es Belege dafür, dass spirituelle Männer in der Wüste fasteten, um „auszutrocknen" und dann ihren Körper wieder zu füllen. Bei den amerikanischen Ureinwohnern fasteten junge Stammesmitglieder vier Tage lang in der Wildnis, um auf die Suche nach Erleuchtung zu gehen und sich mit den Geistern des Landes zu verbinden. Im Christentum gibt es die Fastenzeit und im Islam den Ramadan, der vielleicht am bekanntesten ist. In beiden Religionen dreht sich das traditionelle Fasten darum, nur zu essen, wenn die Sonne untergegangen ist. Die traditionelle Fastenzeit im Christentum beinhaltet eine Mahlzeit bei Sonnenuntergang, während im Ramadan eine Mahlzeit bei Sonnenuntergang, *iftar*, und eine Mahlzeit vor Sonnenaufgang, *suhoor*, zu sich genommen wird. Für den Rest des Tages wird auf jegliche Nahrung verzichtet. Auch Alkohol, Fleisch und Milchprodukte sind streng verboten. Der Ramadan dauert 30 Tage im Jahr an, während die Fastenzeit 40 Tage in Anspruch nimmt. Es handelt sich dabei um gesellschaftsweite, institutionalisierte, jährliche Praktiken innerhalb dieser Traditionen, die der Gesundheit dienen, uns an den Wert von Lebensmitteln erinnern und uns dafür sensibilisieren, wie wichtig es ist, denen zu helfen, die weniger Glück haben als wir.

Im modernen säkularen Westen war das Fasten als Praxis für das Wohlbefinden bis vor kurzem jedoch fast unbekannt. Viele dachten, man sei verrückt und verstoße gegen ärztliche Anordnungen, wenn man nicht drei Mahlzeiten am Tag zu sich nahm.

Wie bei so vielen anderen Bräuchen auch, stimmen in diesem Kapitel und darüber hinaus die neuesten wissenschaftlichen Erkenntnisse mit der traditionellen Praxis überein: Fasten kann fantastisch für auf deine Gesundheit wirken! In einer Gesellschaft, in der Fettleibigkeit weit verbreitet ist, bringt jede Methode, die Kalorienzufuhr zu reduzieren, unmittelbare gesundheitliche Vorteile durch Gewichtsabnahme mit sich. Darüber hinaus ermöglicht das Fasten unseren Organen und unserem Verdauungssystem, sich auszuruhen und sich zu regenerieren. Wir können inzwischen wissenschaftlich nachweisen, dass sie nach Fastenzeiten besser funktionieren. Dazu gehört eine bessere Kontrolle des Blutzuckers und der Insulinreaktion. Fasten reduziert außerdem nachweislich Entzündungen, die ein wichtiger Indikator für zahlreiche Krankheiten sind. Fasten wirkt sich nachweislich positiv auf das Herz und den Cholesterinspiegel sowie auf die Gehirnfunktion aus und beugt neurodegenerativen Erkrankungen vor. Auch der Effekt der zellulären Autophagie ist hierbei hervorzuheben, bei dem die Zellen in unserem Körper keinen glukosebasierten Treibstoff mehr haben und stattdessen unsere Zellmaschinerie Proteine in den Zellen als Treibstoffquelle nutzt. Auf lange Sicht verbessert dies die Lebensdauer der Zelle und hilft, Krebs zu verhindern. Es ist zudem erwiesen, dass Fasten die Lebenserwartung vieler Organismen, von Bakterien bis hin zu Mäusen und anderen Säugetieren, erhöht. Wie üblich sind endgültige Beweise für den Menschen schwer zu finden, aber alles deutet darauf hin, dass Fasten die menschliche Lebensdauer verlängert.[11] Es liegen obendrein begrenzte Forschungen zu den epigenetischen Auswirkungen des Fastens vor, bei denen

11 https://www.ncbi.nlm.nih.gov/pmc/articles/PMC6515465/

eine Verbesserung der Methylierungsmuster durch eine solche Praxis festgestellt wurde.[12]

Wie du vielleicht bemerkt hast, gewinnen diese Vorteile allmählich an Aufmerksamkeit, nachdem das Fasten von Bodyhackern, Futuristen und Unternehmern im Silicon Valley wieder ins Licht der Öffentlichkeit gerückt wurde. Das Fasten erlebt ein großes Comeback, um Krankheiten durch ein regelmäßiges Ritual vorzubeugen und auch als alternative Methode zur Heilung von Krebs im Frühstadium. Unsere Vorfahren waren sich dieser Vorteile des Fastens und anderer potenzieller „spiritueller Superkräfte" durchaus bewusst. Aber mit dem Industriezeitalter und seinen Essenszeiten sowie der zunehmenden Säkularisierung haben wir die regelmäßige Praxis des Fastens verloren. Erst jetzt lassen wir uns erneut auf die unglaublich einfache, aber effektive Entscheidung ein, nicht zu essen und abzuwarten, was ein vorübergehend leerer Teller für unser Selbst bedeutet.

Wenn es ums Essen geht, fangen wir auch an, die Nahrung unserer Vorfahren in einem neuen Licht zu betrachten. Die Wissenschaft der Epigenetik wirft dieses Licht auf uns, ebenso wie das aufkommende Konzept der Nutrigenomik, der Ernährung zum Wohle unseres Genoms. Wie wir bereits in früheren Kapiteln besprochen haben, weisen viele der epigenetischen Inhaltsstoffe der Nutrigenomik starke Überschneidungen mit lange geschätzten medizinischen Nahrungsmitteln aus Kulturen auf der ganzen Welt auf. Schau dir zum Beispiel den Kakao an, der von den Azteken, Mayas und anderen mesoamerikanischen Kulturen für Rituale und Gottesdienste

12 https://clinicalepigeneticsjournal.biomedcentral.com/articles/10.1186/s13148-017-0340-8#:~:text=Conclusions,NBW%20but%20not%20LBW%20subjects.

verwendet wurde. Kakao ist eine reichhaltige Nährstoffquelle, die der Körper nutzt, um die DNA-Methylierung zu regulieren, und die auch die mRNA-Spiegel von DMNT beeinflusst.[13] Zum Teil aufgrund neuer wissenschaftlicher Erkenntnisse und auch aufgrund einer Renaissance der Spiritualität haben wir Kakao wieder auf unseren Ernährungsplan zurückgebracht.

Dann gibt es da noch Curcumin oder die Kukumawurzel, wie im vorherigen Kapitel beschrieben. Sie wird in Bezug auf Ayurveda als „goldenes Gewürz" bezeichnet, sowohl wegen der Farbe als auch wegen der zahlreichen Anwendungsmöglichkeiten. Es wird in ganz Asien - von Afghanistan über Indien bis nach China und darüber hinaus - in der traditionellen Medizin zur Behandlung einer Reihe von Krankheiten und zur Erhaltung der Gesundheit eingesetzt. Jüngst haben Forscher herausgefunden, dass Curcumin ein wirksames Antioxidans ist und auch antimikrobielle und entzündungshemmende Eigenschaften ausübt.[14] Tatsächlich ist das Interesse an Kukuma in den letzten 25 Jahren mit 3000 akademischen Veröffentlichungen, die sich damit befassen, extrem angestiegen. Das ist zweifellos Teil eines bedeutenden Trends, bei dem immer mehr Ärzte bestimmte Lebensmittel als die primäre Form der Medizin ansehen, die weit vor synthetischen Medikamenten eingesetzt werden sollte. Ein schneller Weg zum Forschungserfolg in der Nutrigenomik wäre die Untersuchung der Eigenschaften der Hauptbestandteile der traditionellen Kräutermedizin. Diese hat bereits mehrere leistungsstarke, wissenschaftlich untermauerte

13 https://www.ncbi.nlm.nih.gov/pmc/articles/PMC3694105/

14 Sahdeo Prasad and Bharat B. Aggarwal, *Herbal Medicine: Biomolecular and Clinical Aspects.* 2nd edition

Nahrungsergänzungsmittel mit epigenetischen Funktionen in Verbindung gebracht und wird dies auch weiterhin tun.

Auch dieser ursprüngliche Erfolg beruht nicht auf der präzisen, mikrobiologischen Wissenschaft alter Kulturen, sondern auf der genauen Beobachtung der Auswirkungen der pflanzlichen Vorteile der Natur auf die menschliche Gesundheit und Krankheiten über viele Generationen hinweg. Diese Erkenntnisse sind das Ergebnis einer Kombination aus Zeit, Intelligenz und einer Offenheit, die im modernen wissenschaftlichen Denken nicht immer vorhanden ist. Wir würden in diesem Bereich besser abschneiden, wenn wir diesen Reichtum an Erkenntnissen, der über die Jahrhunderte weitergegeben wurde, anerkennen würden.

Die vielleicht bemerkenswerteste, jüngste und dramatischste Wiederentdeckung eines traditionellen epigenetischen Hilfsmittels haben wir uns für den Schluss aufgehoben. Es handelt sich um einen spirituellen Ansatz, der sich in seiner Form auf den verschiedenen Kontinenten zwar unterscheidet, aber immer für ähnliche Zwecke in ähnlichen Situationen eingesetzt wurde. Diese Praktik ist unglaublich alt und viele moderne Wissenschaftler glauben heute, dass dies für die Entwicklung des menschlichen Bewusstseins und die Entwicklung unseres Selbstbewusstseins von grundlegender Bedeutung war. Obwohl dies in Stammeskulturen auf der ganzen Welt eine wichtige Rolle spielte, war die Verbreitung in großen monotheistischen Gesellschaften weniger gegeben, da sich die Religion mindestens genauso sehr auf die Kontrolle der Massen wie auf spirituelle Heilung oder Entwicklung konzentrierte, was dieses Werkzeug etwas problematisch machte.

Bis vor kurzem war dieses Verfahren sogar teilweise aktiv verboten, wurde streng kontrolliert und stark stigmatisiert - zum Teil auch jetzt noch. Erst im letzten Jahrzehnt wurde die Erforschung des enormen therapeutischen Potenzials wieder ernsthaft in Angriff genommen. Viele Psychologen, Neurowissenschaftler sowie Pharmakologen empfehlen dieses Verfahren als eine Art Wunderwaffe gegen die häufigsten Ursachen für Beeinträchtigungen in der heutigen Zeit: Depressionen und Angststörungen.

Worum handelt es sich? Die Rede ist natürlich von der rituellen und therapeutischen Verwendung von Psychedelika. Eine umfassende Untersuchung der menschlichen Nutzung psychedelischer Pflanzenmedizin kann nicht in einem einzigen Buch abgehandelt werden. Das würde eher eine Enzyklopädie erfordern. Wir können jedoch einige Einblicke in die Verwendung in der ganzen Welt gewinnen und anschließend Wege für individuelle Nutzung aufzeigen. Die erste (halb) bewusste Einnahme von Psychedelika durch Menschen wird von vielen als die wichtigste angesehen und fand vor etwa hunderttausend Jahren in den afrikanischen Savannen und Wäldern statt. Es gibt ein Problem mit der menschlichen Intelligenz und dem Bewusstsein: Wir haben die gleiche neurologische Hardware (dieselbe Gehirngröße und -struktur) schon viel länger, als wir Anzeichen von fortgeschrittenem Bewusstsein und Selbstbewusstsein zeigen. Wir müssen also nach einem Auslöser suchen, der unsere Gehirne aktiviert oder verändert hat, so dass wir heute Sprachen sprechen, große Gruppen bilden, Mythen erfinden, Kunst erschaffen und uns unserer selbst bewusst werden ließ. Eine Theorie - für die es inzwischen immer mehr Belege und Befürworter gibt - besagt, dass wildwachsende psychedelische Pilze maßgeblich für diese

Veränderung des menschlichen Bewusstseins verantwortlich waren. Nach ständiger, oft zufälliger Einnahme von natürlich verfügbaren Psychedelika begannen wir, komplexere Formen von Sprache und Symbolen zu entwickeln. Auch unser Sehvermögen und die Wahrnehmung von Farben und Formen veränderten sich, und unsere emotionale Komplexität und die Fähigkeit, größere Gruppen zu bilden, wurde entwickelt. Das ist eine weit verbreitete Hypothese, die einen Einblick in die mögliche Bedeutung von Psychedelika in der Menschheitsgeschichte gibt.

Kommen wir nun zum bewussten Gebrauch von Psychedelika in rituellen Zusammenhängen auf der ganzen Welt. In Mesoamerika existiert eine lange Tradition des Psilocybin-Konsums. Dort lernte Robert Gordon Wasson, Vizepräsident bei J.P. Morgan und Hobby-Mykologe, 1957 María Sabina, eine mazatekische Curandero und Schamanin, kennen. Morgan war der erste moderne Westler, der sogenannte Magic Mushrooms in einem rituellen Rahmen einnahm. Das darin enthaltene Psilocybin wurde verwendet, um junge Menschen in die Geheimnisse des Lebens einzuweihen, aber auch als reguläre Medizin für Erwachsene, um böse Geister und Dämonen abzuwehren. Bei den Schamanen in Sibirien und der Arktis wurden psychedelische Pilze rituell konsumiert, um in veränderte Zustände zu gelangen und dort Probleme zu lösen. Sie wurden auch an Stammesmitglieder verteilt, die sie zu bestimmten Zeiten des Jahres konsumierten, vor allem zur Wintersonnenwende, wenn das alte Jahr verging und das neue geboren wurde. Dies war wahrscheinlich eine Gelegenheit für die Menschen, die Probleme des vergangenen Jahres hinter sich zu lassen und sich neue Ziele und Vorsätze für das kommende Jahr zu setzen. Es ist inzwischen erwiesen, dass dies sogar der Ursprung des Weihnachtsmanns und seiner Rentiere ist. Die psychedelischen Pilze waren rot mit weißen Flecken, und die Geistlichen, die ihre Weisheit und die Pilze weitergaben, kamen auf Schlitten, die oft von Rentieren gezogen wurden, und trugen dabei entsprechende Kostüme. Der Verzehr von Pilzen brachte neue Einsichten in alte Probleme und damit Gaben der Weisheit aus dem veränderten Bewusstseinszustand. Es ist ziemlich klar zu erkennen, wo die verschiedenen Symbole unseres modernen heidnischen Weihnachtsmythos entstanden sind.

Auf der anderen Seite des Amazonas liegt die Mutter aller Psychedelika, *Ayahuasca*, das in seiner aktiven chemischen Form DMT ist, kombiniert mit Monoaminoxidase-Hemmern (MAOI), welche die Wirkung von DMT im Körper verlängern. Regenwaldstämme, die *Ayahuasca* verwenden, berichten, dass dies ein heiliges Verfahren ist, welches ihnen von den Göttern offenbart wurde. Es ist in der Tat bemerkenswert, dass sie in der Lage waren, diese beiden Pflanzen unter Tausenden von Arten zu finden, die, wenn sie kombiniert und in mehreren Schritten zubereitet werden, ihre Giftigkeit verloren und stattdessen lang anhaltende und tiefe veränderte Bewusstseinsänderungen hervorriefen.

In sorgfältig zelebrierten Ritualen wird Ayahuasca auch heute noch verwendet, um böse Geister zu vertreiben und so die Gesundheit, das Gleichgewicht und die Gelassenheit eines Menschen wiederherzustellen, der zuvor in Schwierigkeiten geraten war. Ayahuasca hatte stets einen starken Einfluss auf jeden Aspekt der Existenz dieser Menschen, von ihren medizinischen und metaphysischen Systemen bis hin zur Tempelarchitektur, die die geometrischen Formen der Halluzinationen der

Konsumenten widerspiegelt. Ähnlich verhält es sich mit *Peyote* (San Pedro), ergo halluzinogenen Kakteen mit dem Wirkstoff *Meskalin*, die von den amerikanischen Ureinwohnern in den südlichen Gefilden und in Mexiko seit mindestens 5000 Jahren für Rituale verwendet werden. Die pflanzliche Medizin ist ein zentraler Bestandteil der Lebenspraktiken dieser Menschen, denn sie bringt sie näher zu Gott und heilt ihre Leiden.

Auch gab es im antiken Griechenland und Rom die eleusinischen Mysterien und dionysischen Kulte, bei denen sich die Bürger einmal im Jahr versammelten, um Mutterkornwein zu trinken. Faszinierenderweise durften Eingeweihte nur einmal in ihrem Leben an der Zeremonie teilnehmen und mussten das Beste aus ihrem einmaligen Zugang zu den Göttern machen. Die Eingeweihten beider Gruppen bildeten eine sehr illustre Liste, darunter Sophokles, Herodot, Aristophanes, Plutarch (eleusinische Mysterien), Alexander der Große und Spartakus (Dionysius).

Bevor wir uns der aktuellen Welle des medizinischen Interesses an einigen dieser psychedelischen Pflanzen zuwenden, lohnt es sich, einen kurzen Blick auf die Haltung des Westens zu diesen Pflanzen in der zweiten Hälfte des 20. Jahrhunderts und bis weit ins neue Jahrtausend hinein zu werfen.

Albert Hoffman entdeckte *LSD* im Jahr 1943. 1957 brachte Wasson das *Psilocybin* in die westliche Welt zurück. *Ayahuasca* und *Peyote* wurden erst viel später bekannt. Danach nahm die Zahl der klinischen Studien stetig zu, als die Pharmaunternehmen (und das Militär) Mitte des Jahrhunderts begannen, die Kraft und das Potenzial dieser Substanzen zu erkennen. Dann folgte der „Summer of Love" im Jahr 1967, als *LSD* und (in geringerem Maße) Psilocybin unkontrolliert von der westlichen Jugend konsumiert wurden. Doch 1971 rief Präsident Nixon in den USA den Krieg gegen die Drogen aus, und kurz darauf verbreitete sich auch eine entsprechende Gesetzgebung in Westeuropa. In dieser Zeit behauptete die Propaganda, dass Psychedelika AIDS, Geisteskrankheit, Homosexualität und gar den sofortigen Tod verursachen. Sich auf der Straße zu betrinken, galt als viel sicherer, als zu Hause eine Tablette LSD zu nehmen. Der Krieg gegen die Drogen war in vollem Gange, und wie bei vielen Kriegen des späten 20. Jahrhunderts hatte der Westen ihn begonnen. Dieser Krieg hätte den Feind mit großem Aufwand besiegen können, aber am Ende musste man sich still und leise zurückziehen und dann versuchen, diese Niederlage als eine seltsame Art von Sieg zu verklären.

Wir können uns jetzt in die gleiche stille Einkehr begeben, die auch als psychedelische Renaissance bezeichnet wird und in deren Epizentrum wir uns befinden. Hätten wir auf die Kulturen gehört und von ihnen gelernt, die ihre alten Weisheiten durch ihre Ältesten am Leben erhalten haben, wären wir vielleicht schon weiter, als wir jetzt sind. Aber bevor wir zu tief in die Materie eindringen, sollten wir uns einige der jüngsten Studien über Psychedelika ansehen.

Es überrascht wohl kaum, dass psychische Störungen und Krankheiten das Hauptziel dieser Forschungen sind, da diese Drogen vor allem im Gehirn aktiv sind. Das kommt zur rechten Zeit, wenn man bedenkt, dass die Zahl der klinisch diagnostizierten Depressionen und Angststörungen von 1995 bis 2015 weltweit um etwa 50 % gestiegen ist und sich in Amerika während der Covid-19-Pandemie verdreifacht hat.[15]

15 https://www.apa.org/monitor/2021/11/numbers-depression-anxiety

Die konventionelle Medizin verwendet SSRIs (synthetische Opiate), um diese Zustände in Schach zu halten. Diese Medikamente tragen jedoch kaum zur Lösung dieser Probleme bei, sondern dienen lediglich der Schmerzlinderung. Außerdem machen sie stark süchtig, und ihre weit verbreitete Verschreibung hat in den Industrieländern zu einer Vielzahl von sozialen Problemen geführt. LSD, Psilocybin und Ketamin wurden in klinischen Studien getestet und zeigten bereits nach einer einzigen Dosis eine signifikante und lang anhaltende Wirkung bei der Behandlung dieser psychischen Krankheiten. Außerdem machen diese Drogen nicht süchtig und haben wenig bis keine Nebenwirkungen. Aus pharmazeutischer Sicht erfüllen sie viele Kriterien, nur eines nicht: Es handelt sich um bekannte, leicht reproduzierbare, aber vor allem um nicht patentierbare Substanzen. Die Gewinne aus dem Verkauf dieser Medikamente an die Menschen werden gering sein, da viele Unternehmen um die Vermarktung konkurrieren könnten.

Es gäbe noch viel mehr über die klinische Anwendung von Psychedelika zu berichten, aber der Schwerpunkt dieses Buches liegt auf dem epigenetischen Aspekt dieser traditionellen Verfahren für das Wohlbefinden, also werden wir uns darauf fokussieren. DMT moduliert nicht nur die Hirnaktivität und die Neurotransmission, sondern beeinflusst nachweislich auch die Genexpression und die epigenetische Regulation. DMT aktiviert zudem den *Sigma-1-Rezeptor* (*SIGMAR1*), einen Genrezeptor, der auch auf Stress reagiert, das Zellüberleben fördert, das Gehirn schützt und die neuronale Plastizität unterstützt. Wenn DMT mit *MAOI* kombiniert wird, wie im Falle der Verwendung von Ayahuasca, kann es dazu führen, dass die Bereiche des Gehirns, in denen wir negative Erinnerungen speichern, hyperaktiv werden, sodass wir diese Erinnerungen isolieren und abrufen können. Das entspricht dem, was Versuchspersonen erleben, nämlich eine Art Regression negativer Episoden in ihrem Leben. Der Unterschied besteht darin, dass SIGMAR1 hier ganzheitlich wirkt. SIGMAR1 interagiert mit den HDACs, die dafür verantwortlich sind, die altbekannten Klebezettel von den Rollen zu entfernen, oder wissenschaftlich formuliert: *Histon-Deacetylierung*. Das bedeutet, dass die Histone dichter aneinander gereiht werden können, so dass die DNA in den Zellen der Amygdala (dem Angstzentrum des Gehirns) umgestaltet werden kann. Aus diesem Grund ist SIGMAR1 eine mächtige Waffe für die Neuroplastizität. Wenn SIGMAR1 wirkt, befinden sich Teile des Gehirns in einem Zustand, der offen für Veränderungen ist.[16] Die Erinnerung wird also erneut erlebt, aber jetzt gibt es die Möglichkeit, das Trauma und die Angstreaktion von dieser Erinnerung zu trennen und den beklemmenden Zustand so zu heilen. Dadurch können auch die zellulären Anweisungen aktualisiert werden, um nicht länger Angstreaktionen auszulösen, sobald die entsprechende Synapse aktiviert wird oder wenn ein anderer Auslöser im realen Leben auftritt.

Dieser potenzielle Mechanismus könnte Ayahuasca zu einem unglaublich wirksamen Mittel machen, um komplexe und schwere Fälle von *PTBS* anzugehen und zu heilen. Aufgrund seiner epigenetischen Wirkungen und seiner Modulation der Immunreaktion sind medizinische Forscher sehr daran interessiert, es bei anderen Erkrankungen einzusetzen, bei denen das Zellgedächtnis und die Abläufe gestört sind, z. B. bei Krebs, Diabetes, Autoimmun- und neurodegenerativen Erkrankungen sowie Drogenabhängigkeit. Wir sollten uns

16 https://www.frontiersin.org/articles/10.3389/fphar.2018.00330/full

nicht auf Ayahuasca beschränken, sondern können uns auch mit einer Droge beschäftigen, die im westlichen Bewusstsein eine längere und bekanntere Geschichte aufweist: LSD!

In einer neueren Studie an Mäusen wurde festgestellt, dass LSD in Mikrodosen „die stressbedingte Reaktion im präfrontalen Kortex umkehrt".[17] Das bedeutet, dass nach Stress oder einem Trauma die Verbindungen zwischen den Synapsen in einem für die Entscheidungsfindung und die Persönlichkeit wichtigen Bereich des Gehirns beschädigt oder lose verbunden werden können. Das führt dazu, dass wir weniger aufgeschlossen sind und zunehmend von ängstlichen Gewohnheiten beherrscht werden. Wir werden weniger sozial, depressiver und stressempfindlicher - eine Reihe von Symptomen, die bei vielen Menschen mit psychischen Krankheiten gemeinsam auftreten. Doch schon sehr kleine, kaum wahrnehmbare Dosen von LSD konnten dies rückgängig machen und die Verbindungsfähigkeit der Synapsen bei Mäusen verbessern. In einem sehr ähnlichen Experiment mit Psilocybin,[18] bemerkten die Forscher Folgendes: „*Wir verzeichneten nicht nur einen 10-prozentigen Anstieg der Anzahl der neuronalen Verbindungen, sondern diese waren im Durchschnitt auch um 10 Prozent intensiver, d.h. die Verbindungen waren stärker.*" Noch bemerkenswerter ist, dass diese Veränderungen auch noch einen Monat nach der Verabreichung der Dosis vorhanden waren - eine sehr lange Zeit für Nagetiere.

17 De Gregorio D, Inserra A, Enns JP, et al. Wiederholte Einnahme von Lysergsäurediethylamid (LSD) kehrt stressinduziertes angstähnliches Verhalten, Defizite in der kortikalen Synaptogenese und den Rückgang der serotonergen Neurotransmission um. Neuropsychopharmakologie. 2022;47(6):1188-1198.

18 https://www.cell.com/neuron/fulltext/S0896-6273(21)00423-2

Bei Psilocybin und LSD kommt das wichtige Gen und Enzym mTORC1 im Spiel. Es fördert auch die Neuroplastizität, da es an der Herstellung von Proteinen oder zellulären Mechanismen beteiligt ist. Ähnlich einem Konstrukteur, der die Anweisungen zum Bau der Maschine weitergibt, die wiederum neue Neuronen erzeugen. Wenn man dann durch die Einnahme von LSD und Psilocybin stimuliert wird, breitet sich der Effekt aus und wir können schnell große Veränderungen feststellen. Auch aus epigenetischer Sicht konnten die Wissenschaftler die Auswirkungen von LSD auf die Methylierung von Hunderten von Genen direkt quantifizieren, von denen viele das Wachstum und die Entwicklung von Neuronen regulieren. Zusammenfassend stellten die Wissenschaftler in dieser Studie fest, dass diese Substanzen „das Gehirn auf die Integration neuer psychologischer Erfahrungen vorbereiten", wodurch reale Veränderungen im Gehirn, im Körper und im Leben möglich werden.

Vieles an dieser Forschung kann dadurch nachgewiesen werden, dass sie bereits an Nagetieren und anderen kleinen Lebewesen getestet wurde.

Es gibt jedoch auch eine ganze Reihe von therapeutischen Erkenntnissen aus der klinischen Anwendung beim Menschen. Das Wichtigste: es handelt es sich *nicht* um neue Medikamente. Menschen auf der ganzen Welt nutzen diese Substanzen schon seit Tausenden von Jahren zur Heilung. Die Medizinmänner dieser Kulturen haben Tausende und Abertausende von erfolgreichen Behandlungen bei Menschen mit den unterschiedlichsten Problemen und in den verschiedensten Altersgruppen durchgeführt. Die Beweise und Daten sind vorhanden, nur nicht in der konventionellen Form, die von der modernen westlichen Medizin akzeptiert wird. Zudem kämpfen Pharmaunternehmen darum, den besten Weg zu finden, diese offen verfügbaren Substanzen zu patentieren und davon zu profitieren.[19]

Die Art und Weise, wie diese Substanzen in den medizinischen Bereich eingeführt werden, ist wahrscheinlich ein deutlicher Hinweis auf die problematische Welt, in der wir leben. Psychedelika bieten vielleicht das prägnanteste Anschauungsbeispiel für eine epigenetisch aktive Technologie, die bis vor kurzem noch komplett ignoriert wurde.

Die Menschen der Vergangenheit besaßen einen Luxus, den wir in der Moderne nur schwerlich jemals wieder genießen können. Sie hatten Zeit. Zeit, um zu beobachten, zu studieren und nachzudenken, ohne von tausenden von möglichen Ablenkungen und Informationen bombardiert zu werden, die alle zugänglich sind, ohne dass man dafür auch nur aufstehen muss. Sie hatten Zeit, um zu experimentieren und sich langsam entwickelnde, lebenslang nutzbare Verfahren zu entwickeln, um ihr Leben und das ihres Volkes zu verbessern. Sie hatten weniger Informationen zur Verfügung und konnten dennoch vielleicht klarer denken. Zudem tauschten sie Informationen auf eine intensivere Art und Weise aus, als viele von uns es heute untereinander tun. Sie tauschten Geschichten zwischen den Generationen aus und pflegten und erneuerten komplexe Rituale und Zeremonien, von denen wir nur noch den Nachhall vernehmen können. Unseren Ritualen fehlt heute oft die Bedeutung und die transformative Kraft hinter den damit verbundenen Symbolen.

---

19 https://harvardlawreview.org/2022/02/patents-on-psychedelics-the-next-legal-battlefront-of-drug-development/

Die Welt bewegt sich heute so schnell - so schnell, dass Dinge viel leichter wieder vergessen werden können. Bei diesem Rausch der Bewegung ensteht zwangsläufig Stress. Und wenn es Stress gibt, kommt es auch zu Angst. Diese Veränderung kann gewalttätig wirken, und in Folge dessen auch Traumata hervorrufen. *Jetzt* ist es mehr denn je an der Zeit, sich auf die Techniken und Mittel zu besinnen, die es unserem Körper und unserem Geist ermöglichen, mit dem schnellen, stressigen und manchmal traumatischen Wandel umzugehen, den wir aktuell durchleben.

Veränderung ist nicht immer einfach. Eine tiefgreifende, dauerhafte, positive Veränderung zu erreichen, kann sogar noch schwieriger zu bewältigen sein. Manchmal braucht es Jahre, ja sogar Jahrzehnte der meditativen, kontemplativen oder mantrabasierten Verfahrenspraxis, um Bewusstseinszustände zu erreichen, die direkt durch den Konsum bestimmter psychedelischer Substanzen erreicht werden können. Wenn diese Bewusstseinszustände da ansetzen, wo wir epigenetische Veränderungen herbeiführen können, dann sind Psychedelika zweifellos ein wirksames und frei nutzbares Werkzeug dafür.

Selbst die größten Befürworter von Psychedelika würden diese jedoch nicht isoliert empfehlen. Um für die Prüfungen und Schwierigkeiten des Lebens gerüstet zu sein, müssen wir alle verfügbaren Mittel nutzen. Jeder von uns muss sich ein umfassendes Programm an Herangehensweisen zusammenstellen, das individuell auf sein Leben zugeschnitten ist und sich gleichzeitig auf die Erkenntnisse der Wissenschaft und die Weisheit früherer Gelehrter stützt. Wir können Psychedelika konsumieren, um positive Veränderungen herbeizuführen, aber um dauerhaft zu gesunden, müssen wir

Mantra und Affirmation, Gebet und Meditation, Tanz und Bewegung sowie Achtsamkeit miteinbeziehen. Auch unsere Ernährung und die Umwelt darf dabei nicht außen vor bleiben.

Wie Gandhis richtigerweise bemerkte: *„Wenn du die Welt verändern willst, dann fang bei dir selbst an."*

Wir können uns fraglos selbst ändern. Wir haben in diesem Buch gelernt, wie umfassend es möglich ist, uns selbst zu verändern, bis hin zu unserer DNA, sowohl im Positiven als auch im Negativen. Wir haben gelernt, welche Einflüsse unsere DNA verändern und welche Auswirkungen sie auf uns haben, ob wir es wollen oder nicht. Wir haben die Möglichkeit, Lebensentscheidungen zu treffen, die wiederum bestimmen, was in unserem Epigenom eingeprägt wird. Wenn wir bewusst die Kontrolle über unser Leben zurückgewonnen haben, können wir *frei* entscheiden, was wir essen und trinken, ob und wie wir Sport treiben, wo wir wohnen, mit wem wir Zeit verbringen, worauf wir unsere Aufmerksamkeit richten, welche Gedanken wir haben und wie wir uns dabei fühlen. All das bestimmt unser Epigenom, das sich wie ein roter Faden, oder ein rotes Band, durch unser Leben und das unserer Nachkommen zieht.

Ja, wir können uns ändern, was auch die Welt im Ganzen verändern wird! Aber kein Mensch ist isoliert von seiner Umwelt, denn wir alle sind eine Zelle im großen Organismus des Planeten Erde. Wenn wir uns selbst und die Welt zum Guten verändern wollen, brauchen wir die Kraft der Gemeinschaft. Wir brauchen andere, von denen wir lernen und die wir lehren können. Wir müssen Menschen finden, die sich selbst und anderen gegenüber offen sind, die sich

selbst und anderen gegenüber Rechenschaft ablegen und die sich selbst und anderen gegenüber liebevoll gegenübertreten. Das sind die Menschen, die uns helfen können, positive Veränderungen voranzutreiben, sowohl in unserem Körper, in unserem Geist, als auch in der Welt.

Falls dir dieses Buch gefallen hat und du gerne über andere Themen lesen möchtest, die mein Leben verändert haben, dann schau dir meine neuen Werke auf Amazon oder meiner Website an: www.my-mindguide.com.

Lass uns doch auch in den sozialen Medien in Verbindung bleiben! Bitte schreibe mir auf Facebook oder Instagram und bleibe auf dem Laufenden! Du kannst deine Gedanken auch gerne direkt mit mir teilen: gassner@my-mindguide.com. Im Gegenzug schicke ich dir eine wunderschöne Infografik, die du ausschneiden und einrahmen kannst.

Bitte hinterlasse auch eine Rezension auf Amazon, damit ich ein noch breiteres Publikum erreichen kann. Vielen Dank für deine Zeit, deinen Einblick und deinen unermüdlichen Wissensdurst!

Ich möchte mich zudem bei meinen Kollegen, Kunden, Freunden und Familienmitgliedern bedanken, die alle zu dem beigetragen haben, der ich heute bin.

Ich möchte mich besonders bei Gabriel Palacios bedanken, dem König der Hypnotherapie und Schweizer Bestsellerautor, der einem alten Fuchs neue Tricks beibrachte und mich tief in das Geheimnis der Hypnotherapie eintauchen ließ. Ich habe auf dieser Reise ins Ich so viel gelernt, dass ich nun auch selbst ein zertifizierter Master-Hypnose- und Gesprächscoach bin!

Außerdem möchte ich mich bei den fantastischen Mentoren von SAMYANA/Bali bedanken, die mich zum zertifizierten Yoga- und Meditationscoach ausgebildet haben.

Zu guter Letzt gilt mein besonderer Dank meinem Meisterlehrer Eckhard Wunderle, der für mich beinahe ein Heiliger ist. Er hat mich in die Welt der Meditation eingeführt und mich all die Wunder entdecken lassen, welche diese zu bieten hat. Ich könnte nicht stolzer sein, dass ich meine Zertifizierung als Meditationscoach direkt von ihm am *Institut für Spirituelle Psychologie* bekommen habe.

Frieden, Liebe & Glück für euch alle - bis zum nächsten Mal!

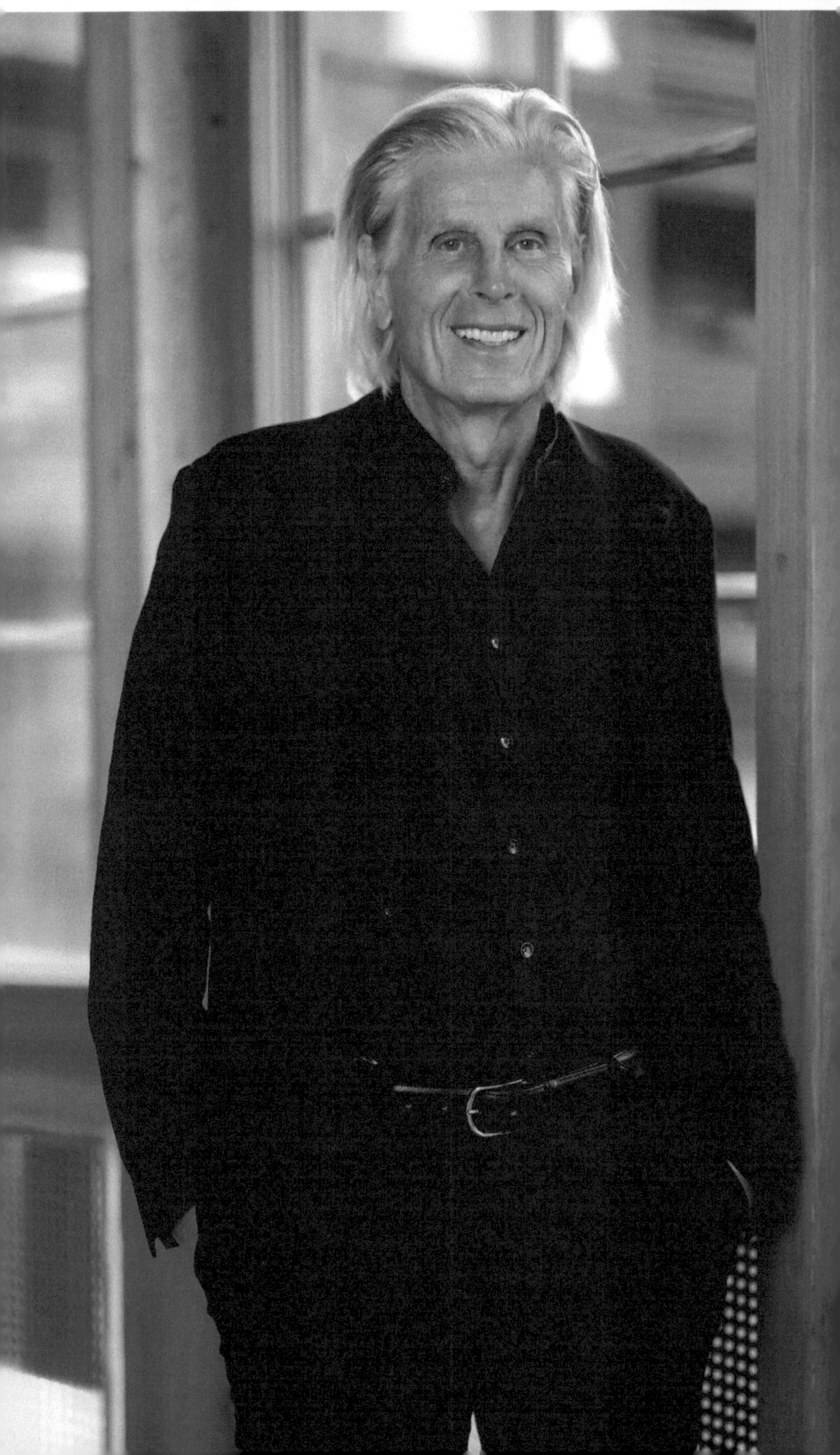

Über den Autor

Kurt Friedrich Gassner hat im Laufe seines Lebens viele Tätigkeiten ausgeübt und sich unter anderem als Unternehmer, Creative Director, Meditationscoach, Hypnotherapeut und seit Kurzem auch als Selbsthilfeautor verwirklicht. Mit seinem reichhaltigen Erfahrungsschatz und seinem fundierten Wissen über Psychologie gibt er seinen Lesern die Mittel an die Hand, um ihr schier unendliches Potenzial entfalten können.

Als unermüdlicher Selbsthilfeautor hat Gassner die folgenden Bücher verfasst: *The Power of Forgiveness*, *Lie or Die*, *Soul-Match*, *A Poisoned Mind?* und *The Power of Poverty*. Außerdem ist er Autor eines Kinderbuch-Bestsellers im deutschsprachigen Raum und hat aktuell über 20 Werke in Arbeit.

Wenn es um dauerhaften Erfolg geht, weiß Gassner, dass finanzieller Wohlstand nicht der einzige Aspekt ist, nach dem man streben sollte. Er mag ein Selfmade-Millionär sein, aber was sein Leben wirklich verändert hat, war die Beherrschung seines Unterbewusstseins. Beharrlichkeit, persönliche Stärke, Selbsterkenntnis und das Lernen aus vergangenen Fehlern waren die wichtigsten Zutaten, um seine Träume zu verwirklichen - und diese Weisheit möchte er durch sein Schreiben nun auch an andere weitergeben.

In seiner Freizeit reist Kurt Friedrich Gassner entweder um die Welt, geht golfen, radelt in den Alpen, wandert oder verbringt Zeit mit seinen Lieben. Er ist seit 37 Jahren glücklich verheiratet und Vater von zwei erfolgreichen Kindern. Zurzeit lebt er in München, Deutschland, und Kirchberg, Österreich.

https://en.wikipedia.org/wiki/Kurt_Gassner

WEITERE BÜCHER DES AUTORS

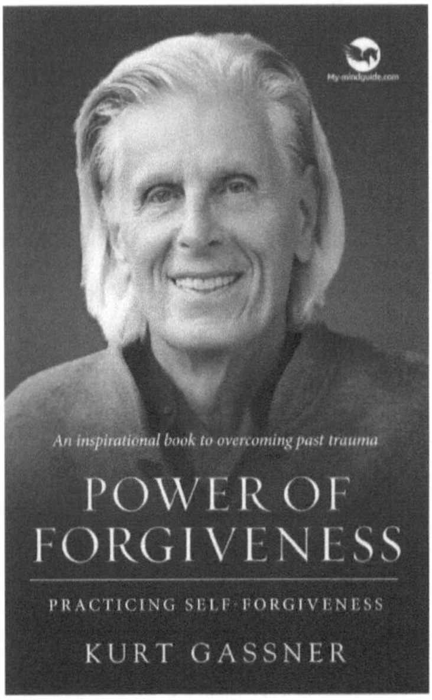

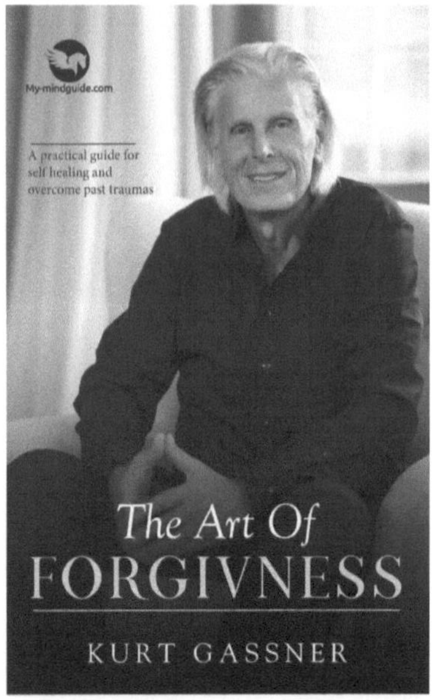

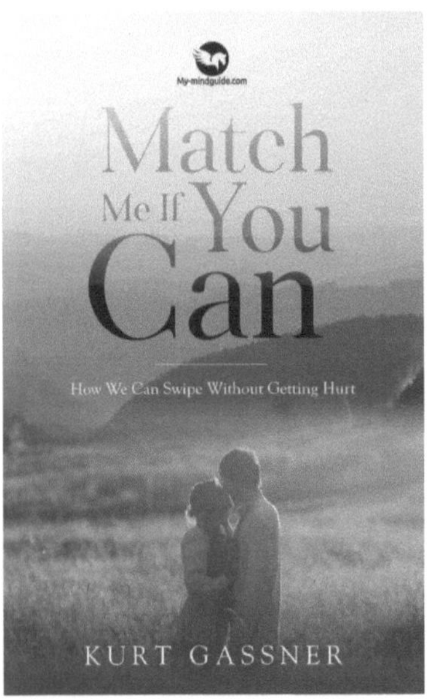

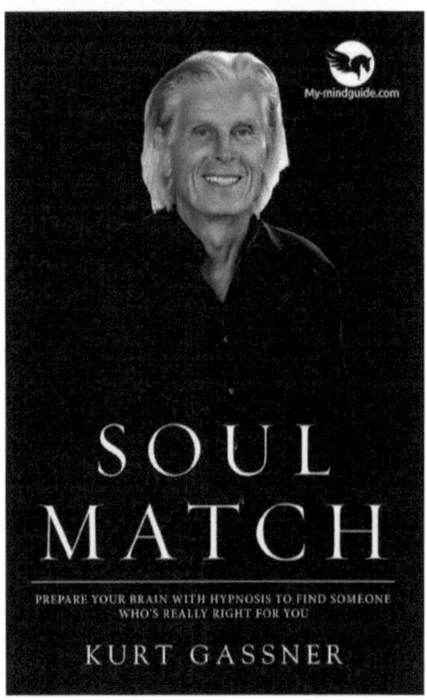

WEITERE BÜCHER DES AUTORS

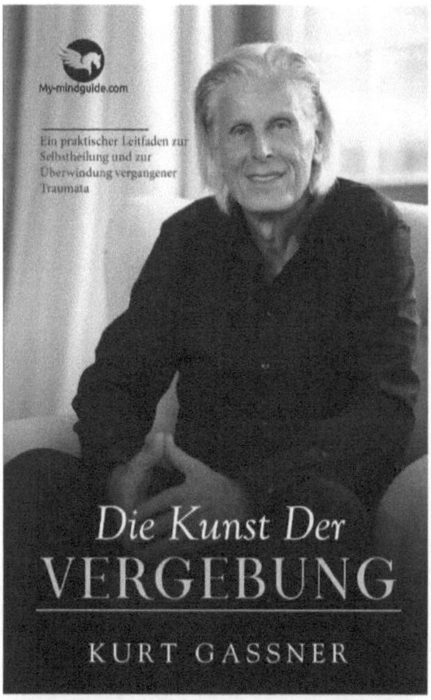

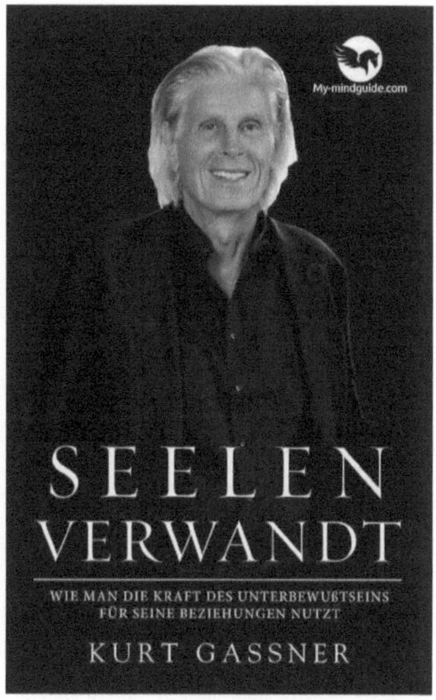

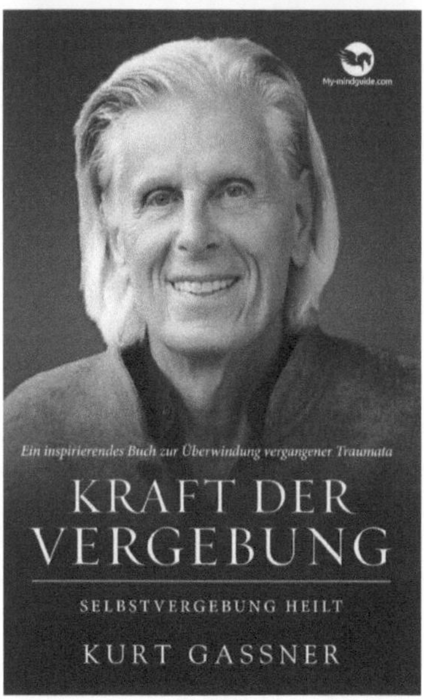

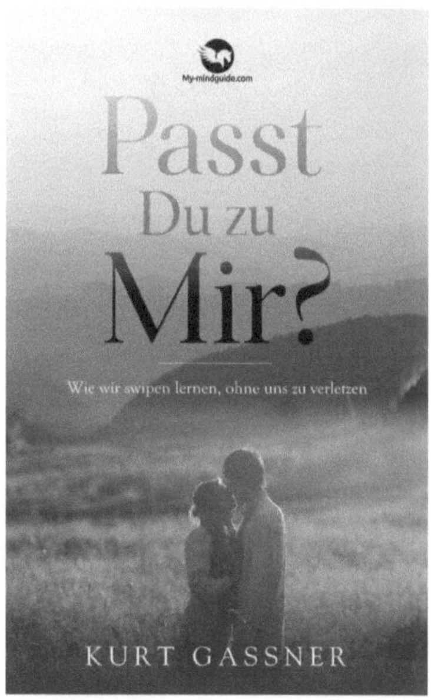

WEITERE BÜCHER DES AUTORS

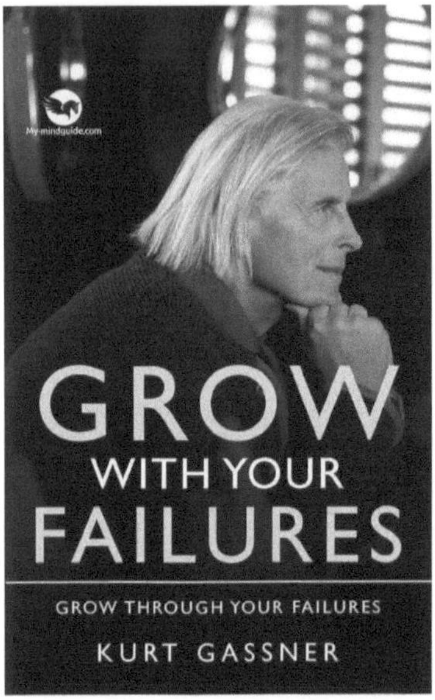

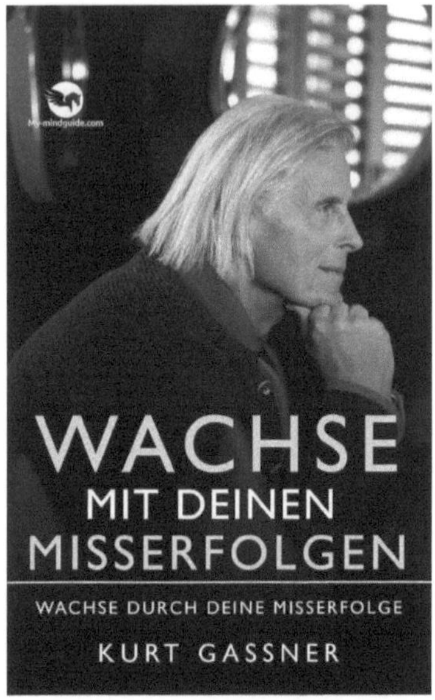

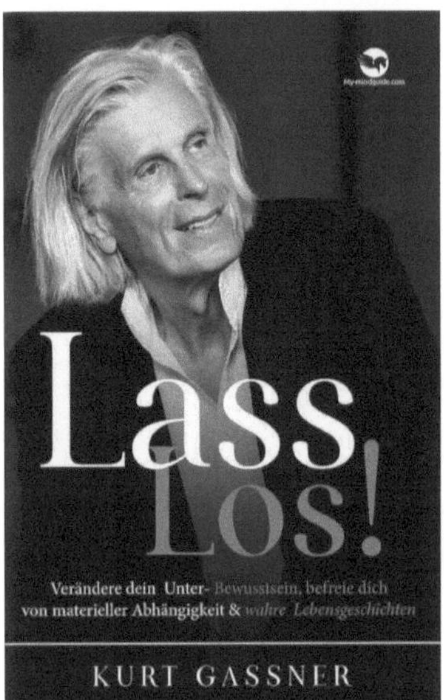

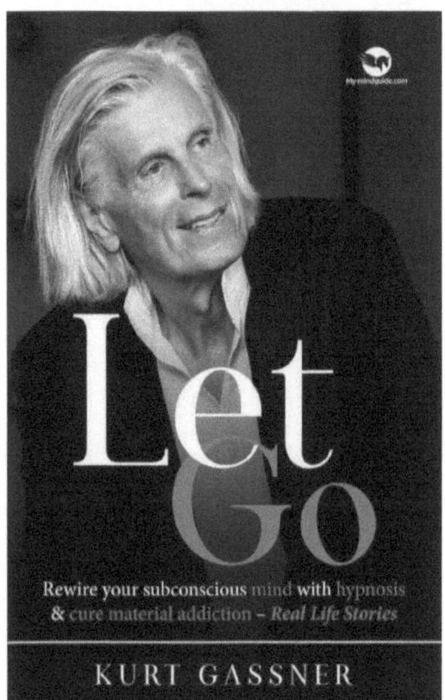

WEITERE BÜCHER DES AUTORS

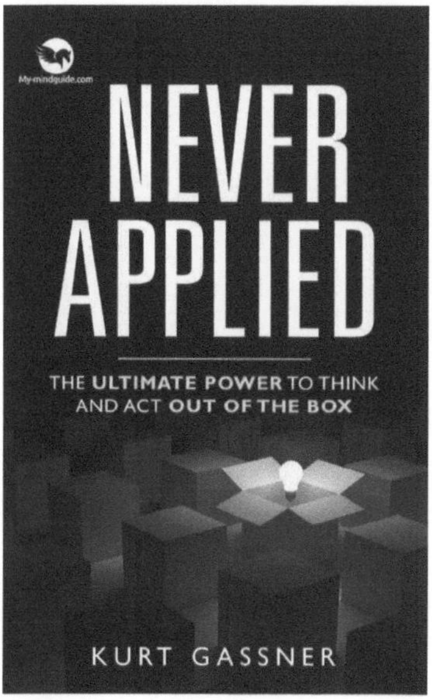

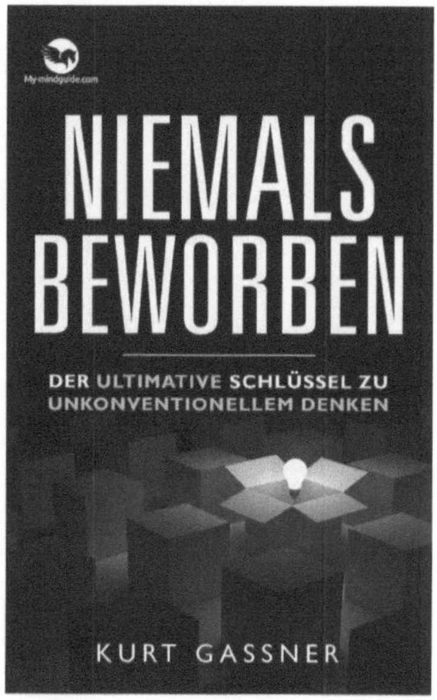

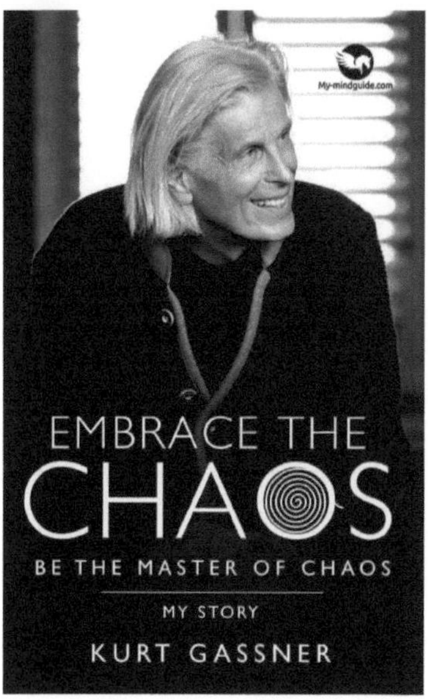

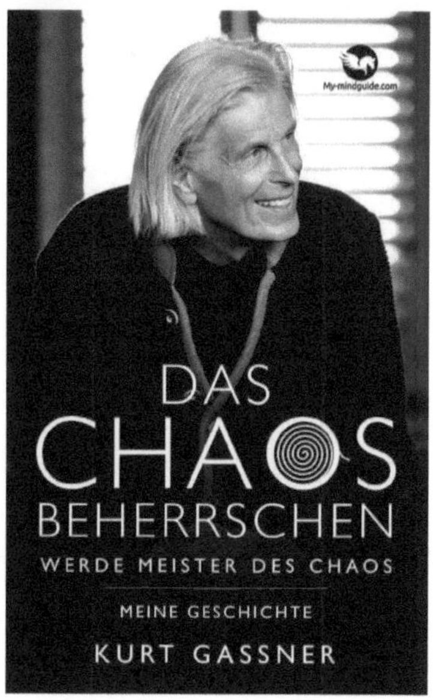

WEITERE BÜCHER DES AUTORS

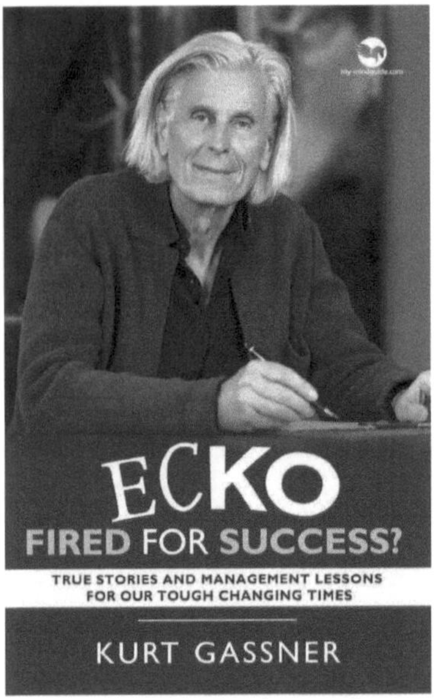

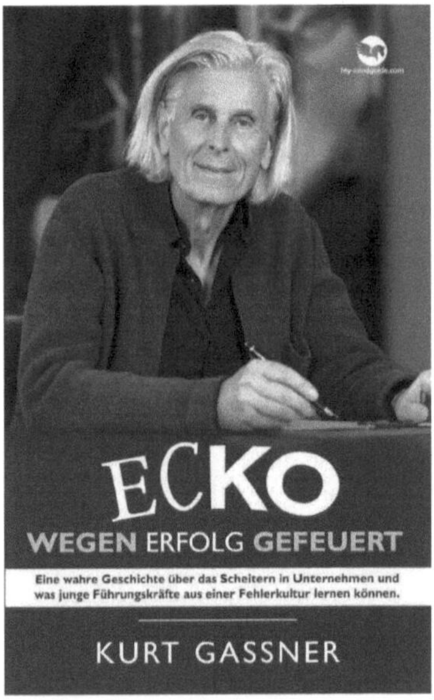

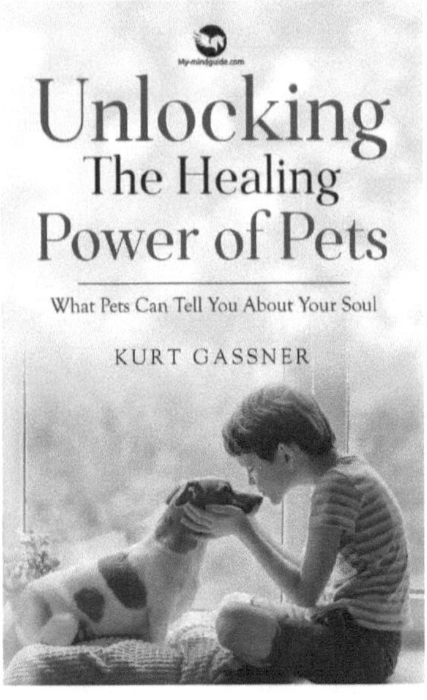

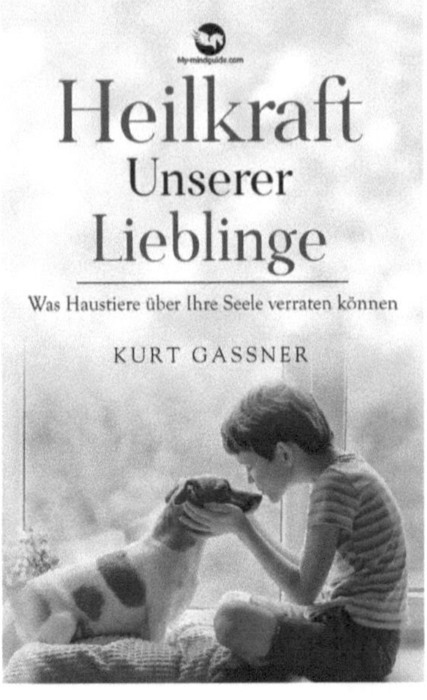

WEITERE BÜCHER DES AUTORS

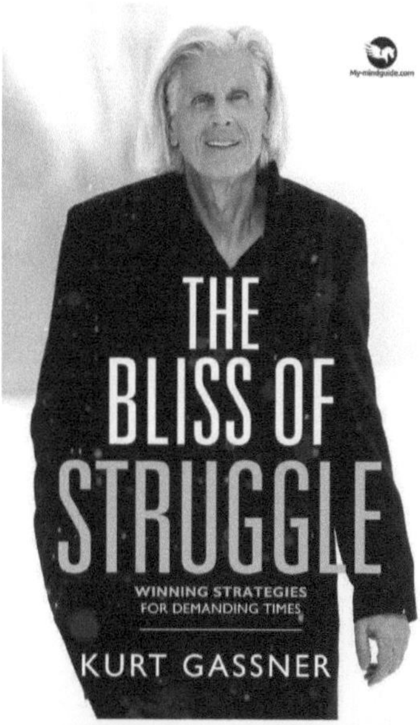

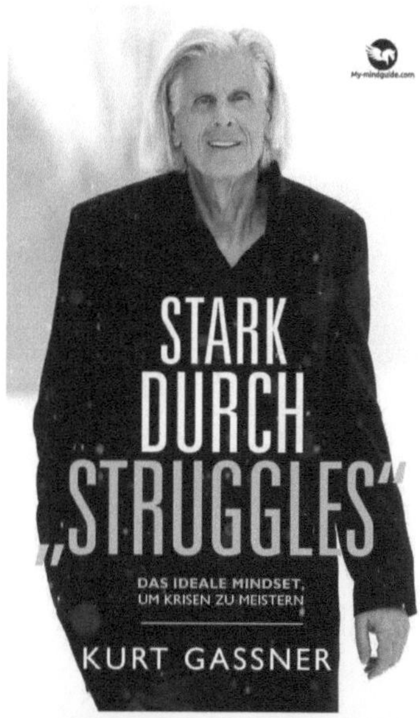

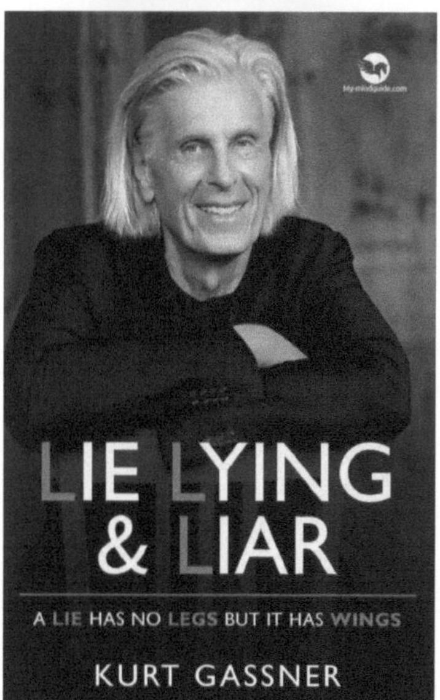

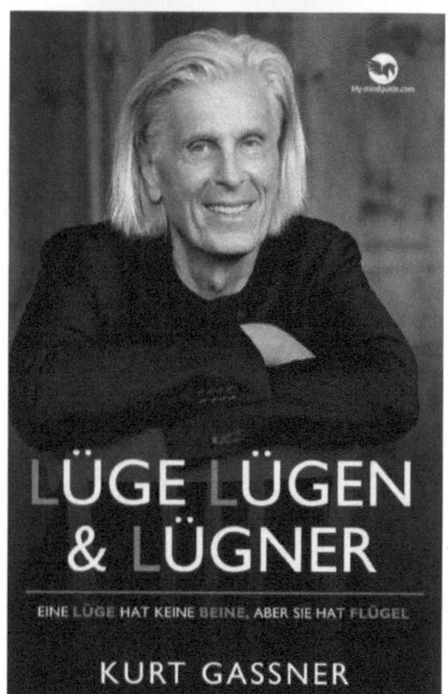

WEITERE BÜCHER DES AUTORS

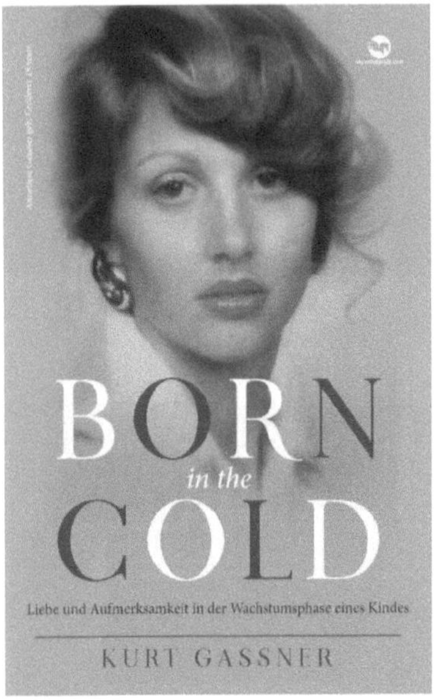

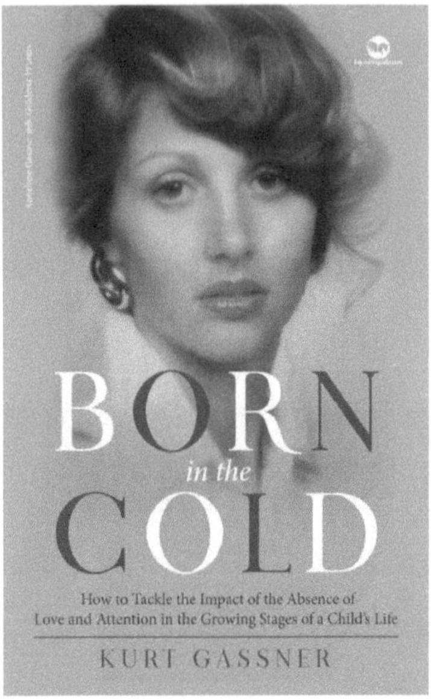

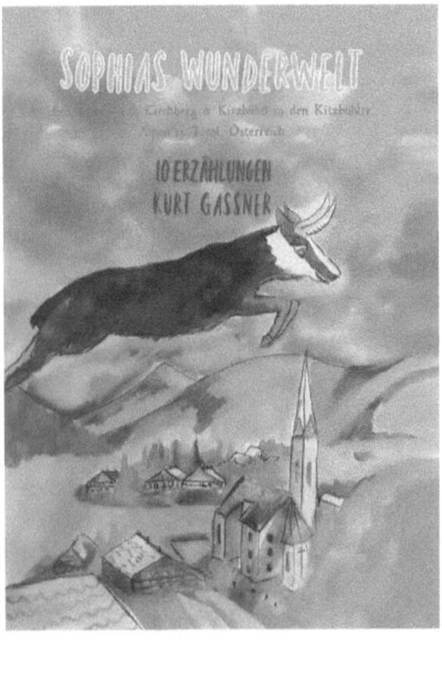

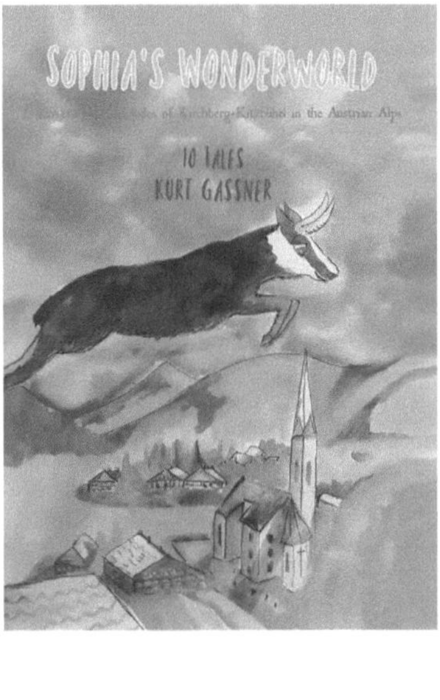

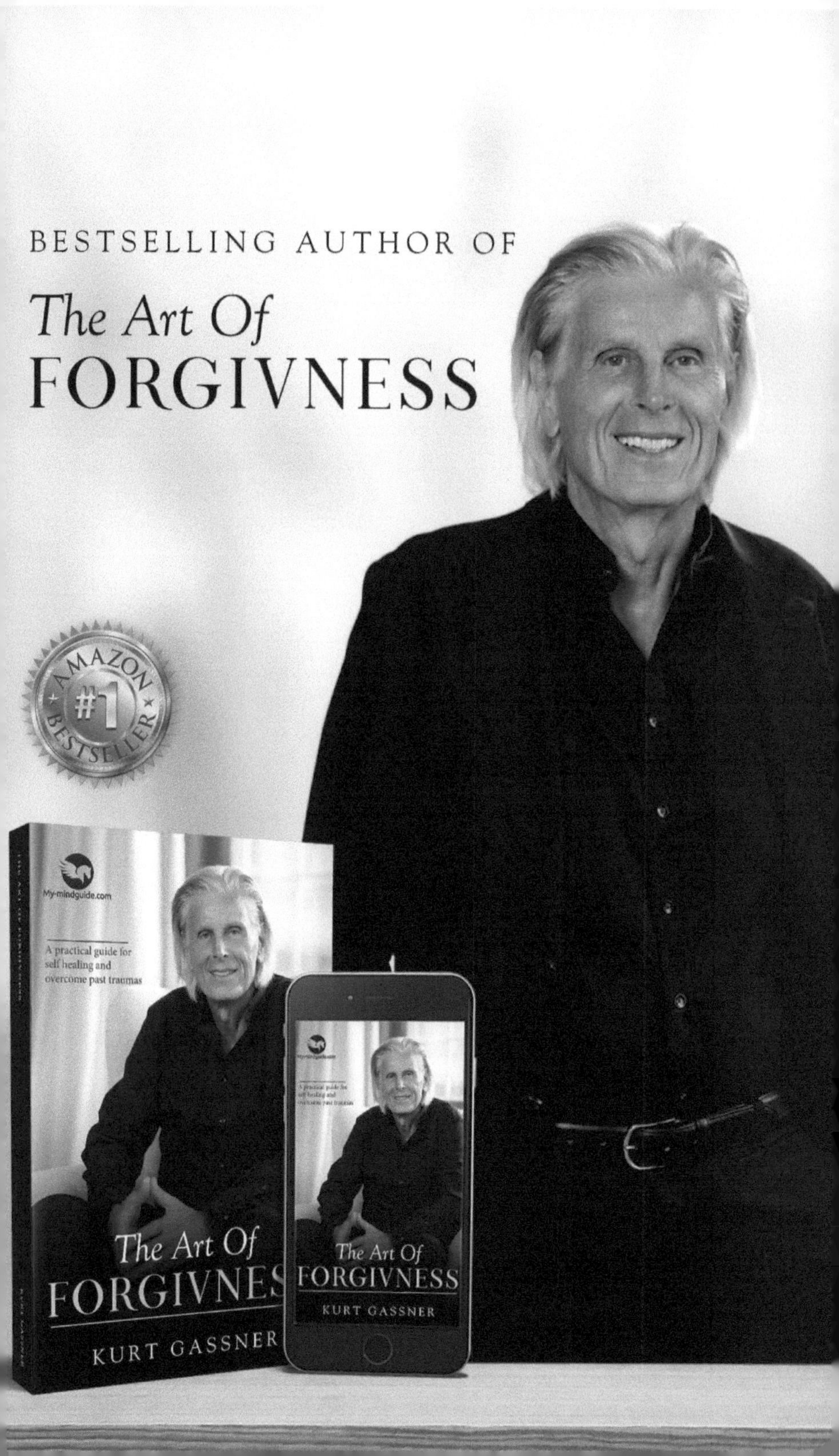
BESTSELLING AUTHOR OF
The Art Of
FORGIVNESS
AMAZON
#1
BESTSELLER
My-mindguide.com
A practical guide for self healing and overcome past traumas
The Art Of
FORGIVNESS
KURT GASSNER
The Art Of
FORGIVNESS
KURT GASSNER